浄波良法

自然治癒力を引き出せば
病気は自分で治せる

松本光平
Matsumoto Kohei

たま出版

浄波良法は、こうして自然治癒力を引き出す

（くわしくは本文38ページをご覧ください）

▼①良法前に、圧痛点を確認していきます。肩口は肌が露出しているため、確認シールを貼りやすいので、押して痛点を探していきます。

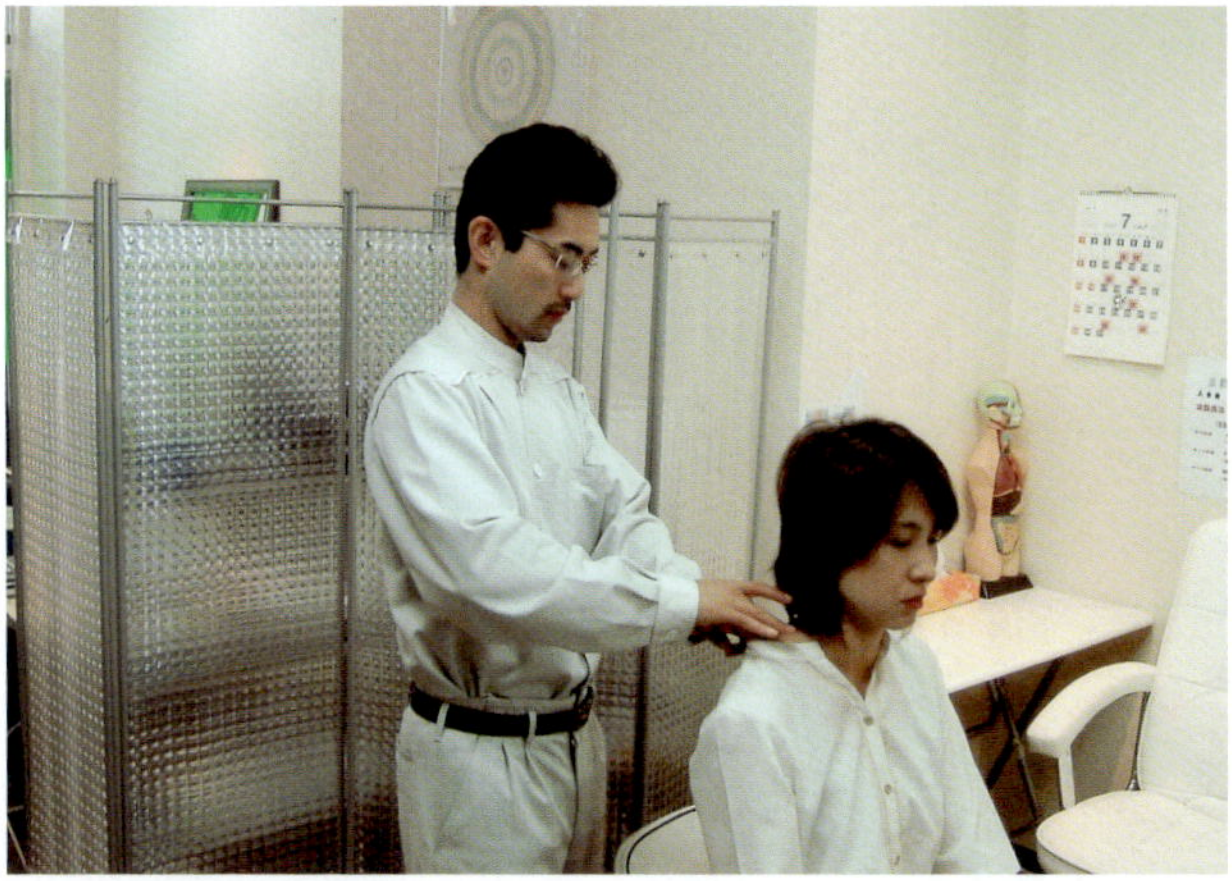

▼②浄波良法はその人の肉体波動・精神波動を十分理解し、その人の波動圏に合わせることからはじめます。相手の波動圏に合わせることができたら、私自身の波動を「ゼロ波動」にもっていきます。

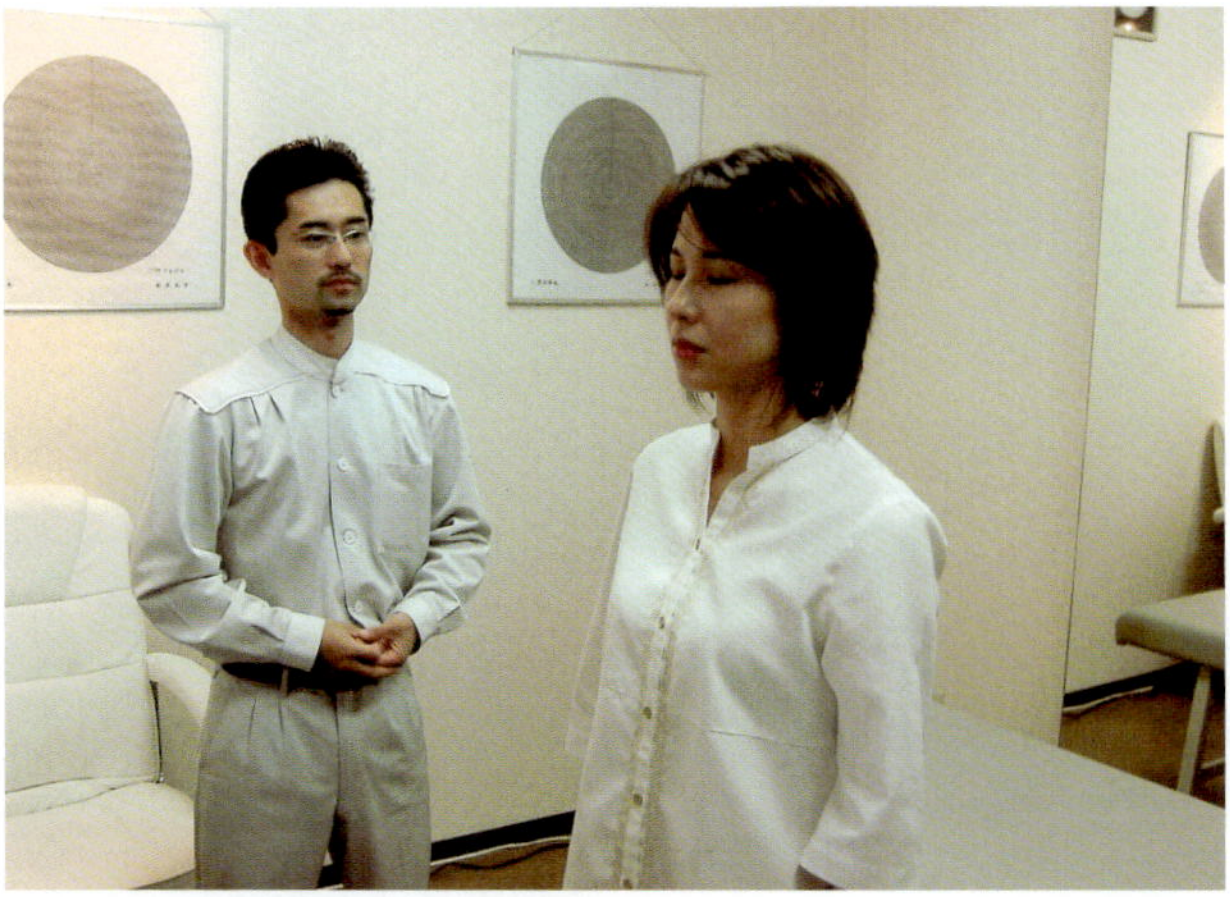

▼③仙骨に宇宙エネルギーを受信しやすいように、蝶頸骨（第三の目）という大事な骨に向けながら円を描き、全身の上から波動を変化させていきます。

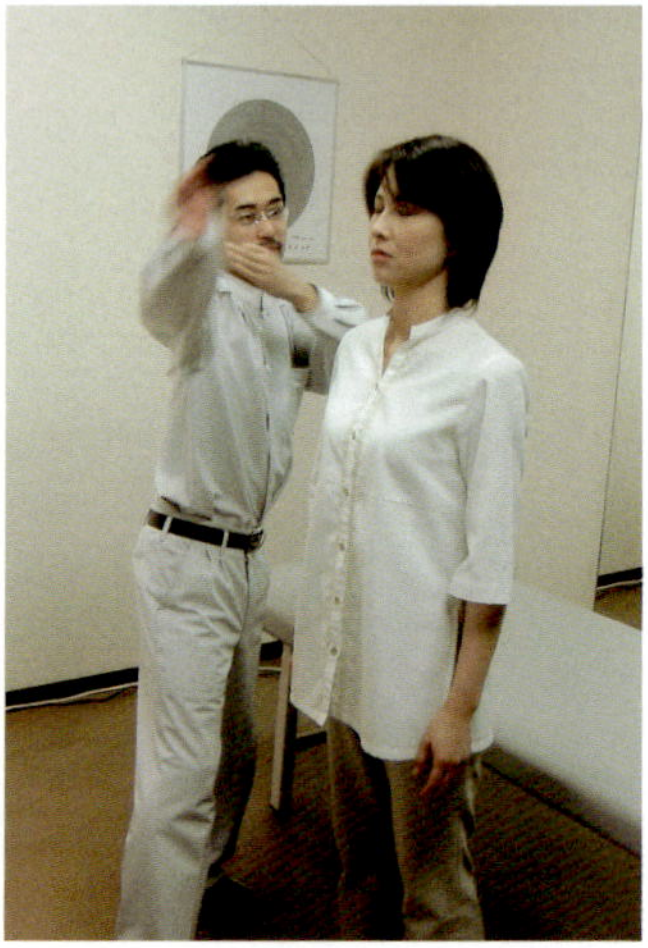

▼④受け手側には逆に向いてもらいます。肉体の遺伝子に働きかけながら、仙骨が宇宙エネルギーを受信しやすいように波動を切り替えていきます。

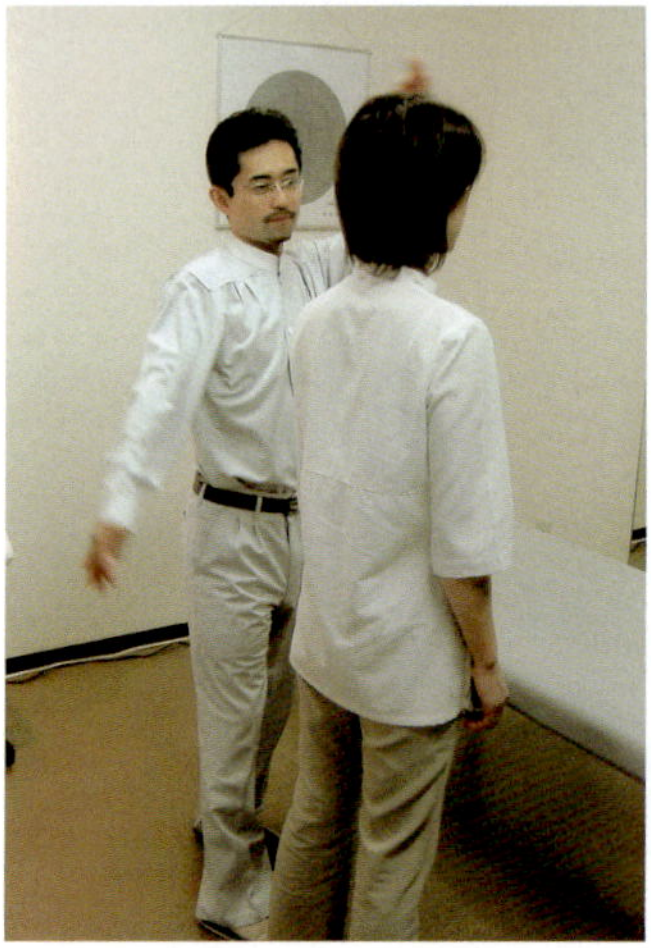

▼⑤この瞬間、仙骨に宇宙エネルギーが入っていきます。

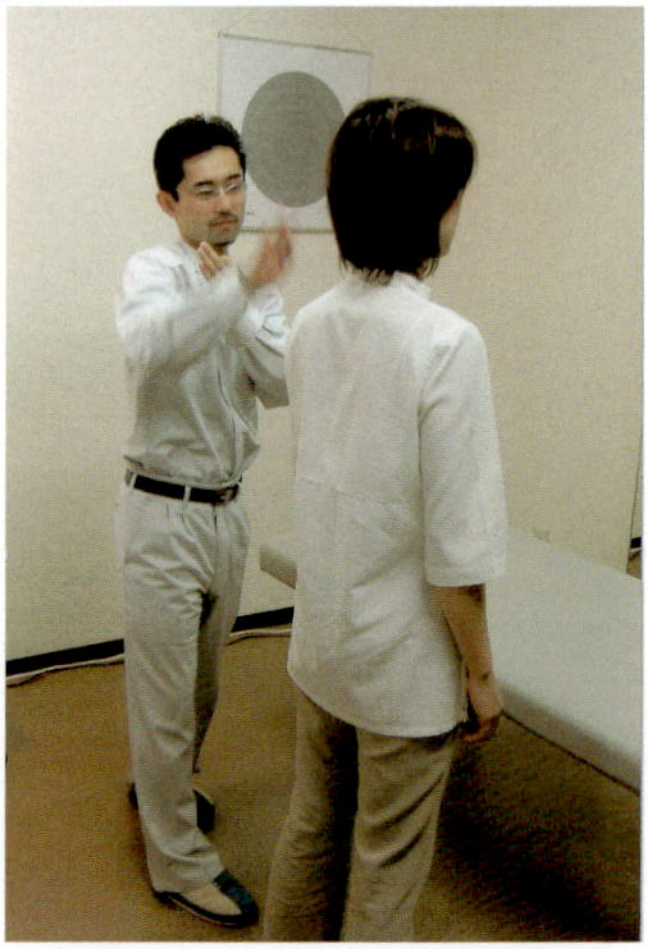

▼宇宙円光エネルギーが頭上から舞い降り、仙骨に入る瞬間の写真撮影に成功しました。

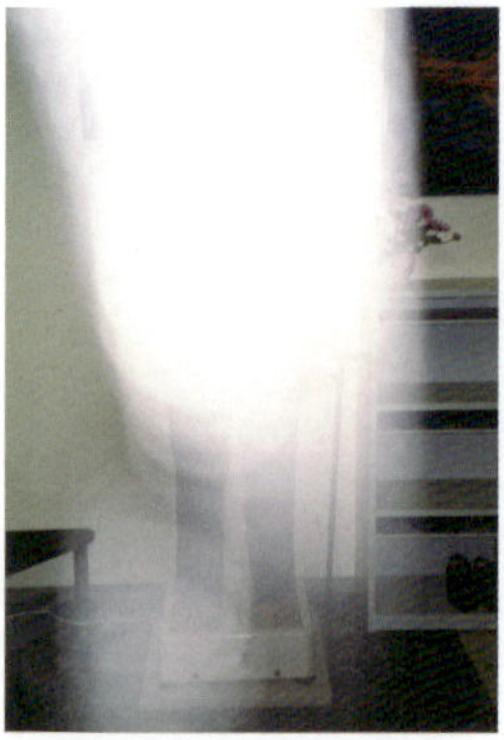

▼⑥全身にエネルギーが駆けめぐっているので、人間の中心である仙骨に集約していきます。

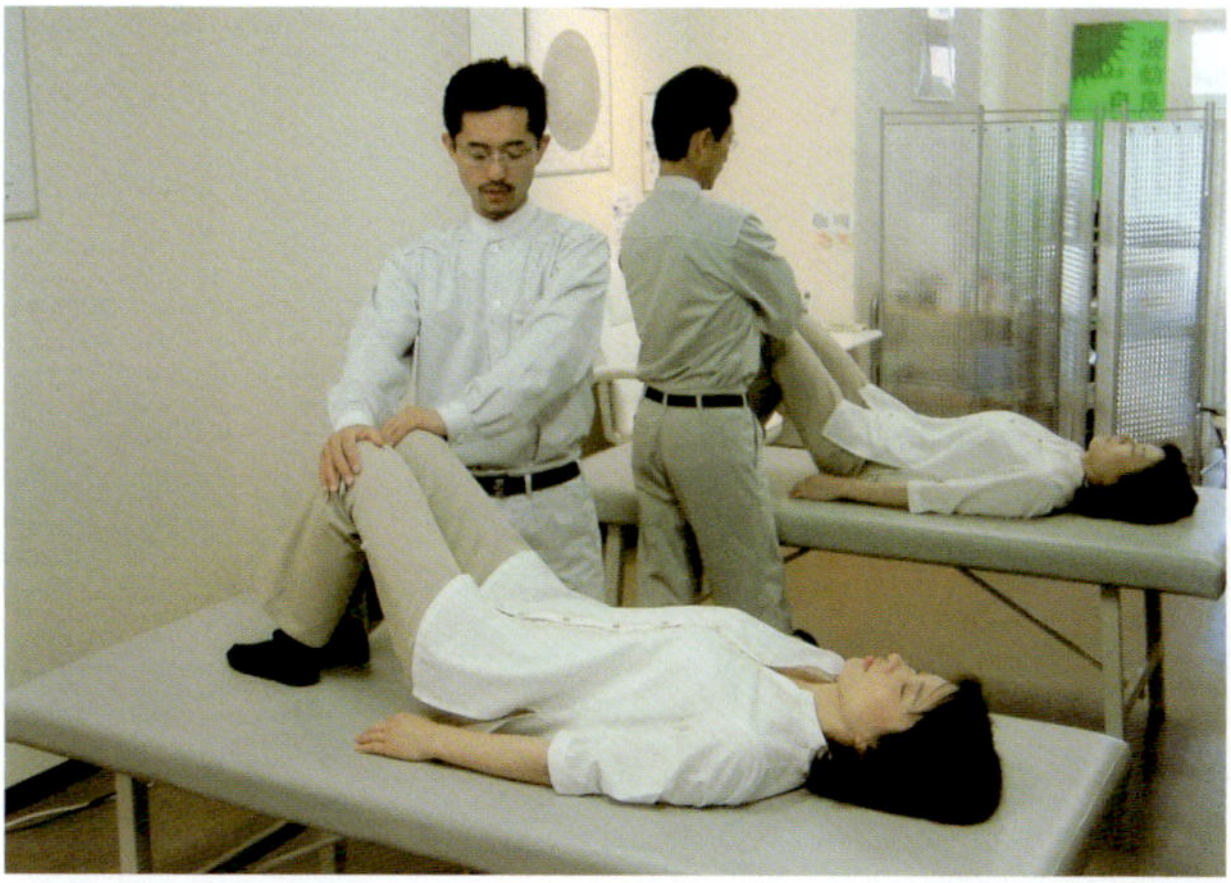

▼⑦蝶頸骨（第三の目）を仙骨エネルギーでつないでいきます。

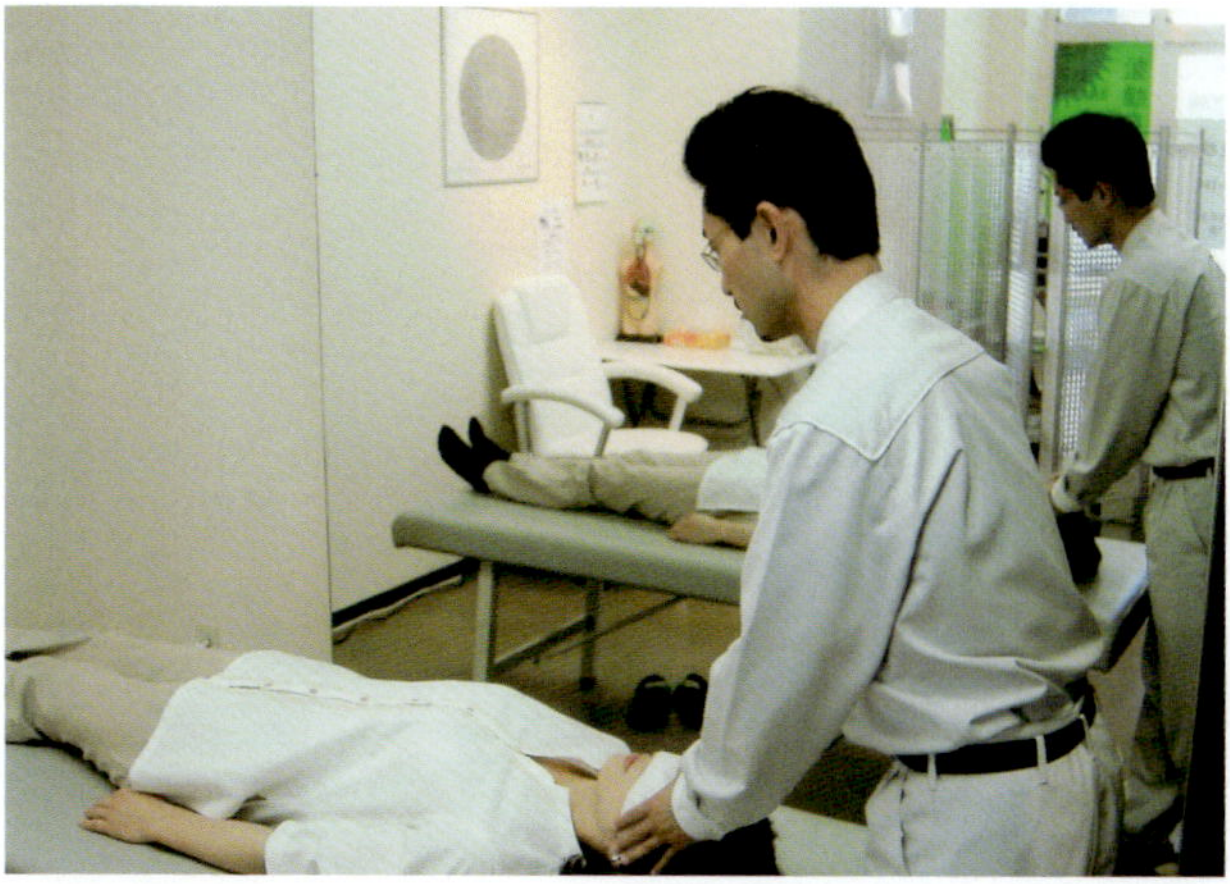

▼⑧その方の生命の流れを把握していきます。

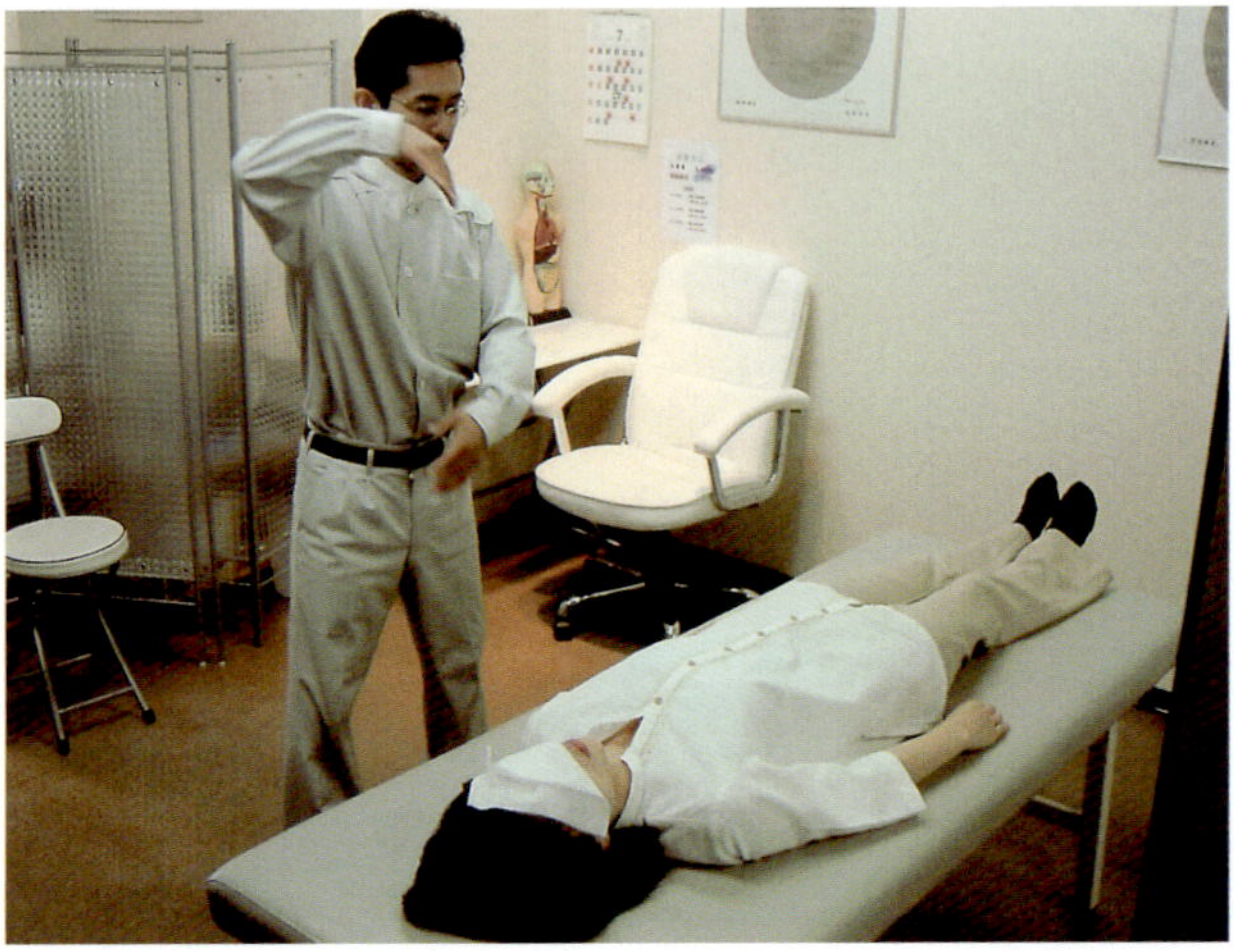

▼⑨肉体波動・精神波動の場を自己調整しやすくするために、拍手《かしわで》を打っていきます。この時にかかる時間は1分です。そして、私はその方の治癒力の働きを邪魔しないように、その場から離れます。離れている時間は5分です。

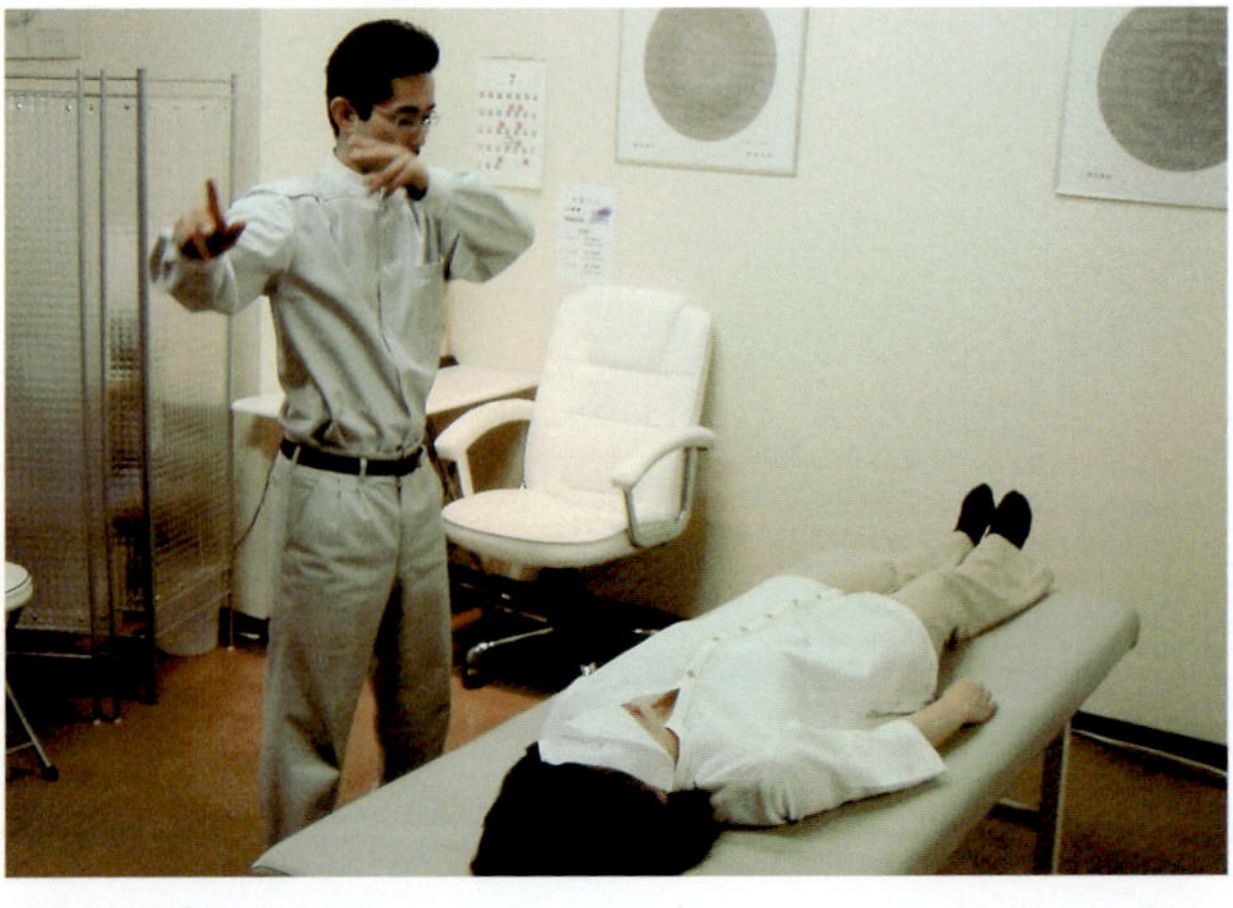

▼⑩この程度の短時間で、本当に治癒力が引き出され、自己調整されているのか本人にはわかりませんので、最初に確認した圧痛点の痛みを押していきます。痛みが消えているということは、身体が良い方向にいっているということです。このように、圧痛点の痛みを体感していただくのです。

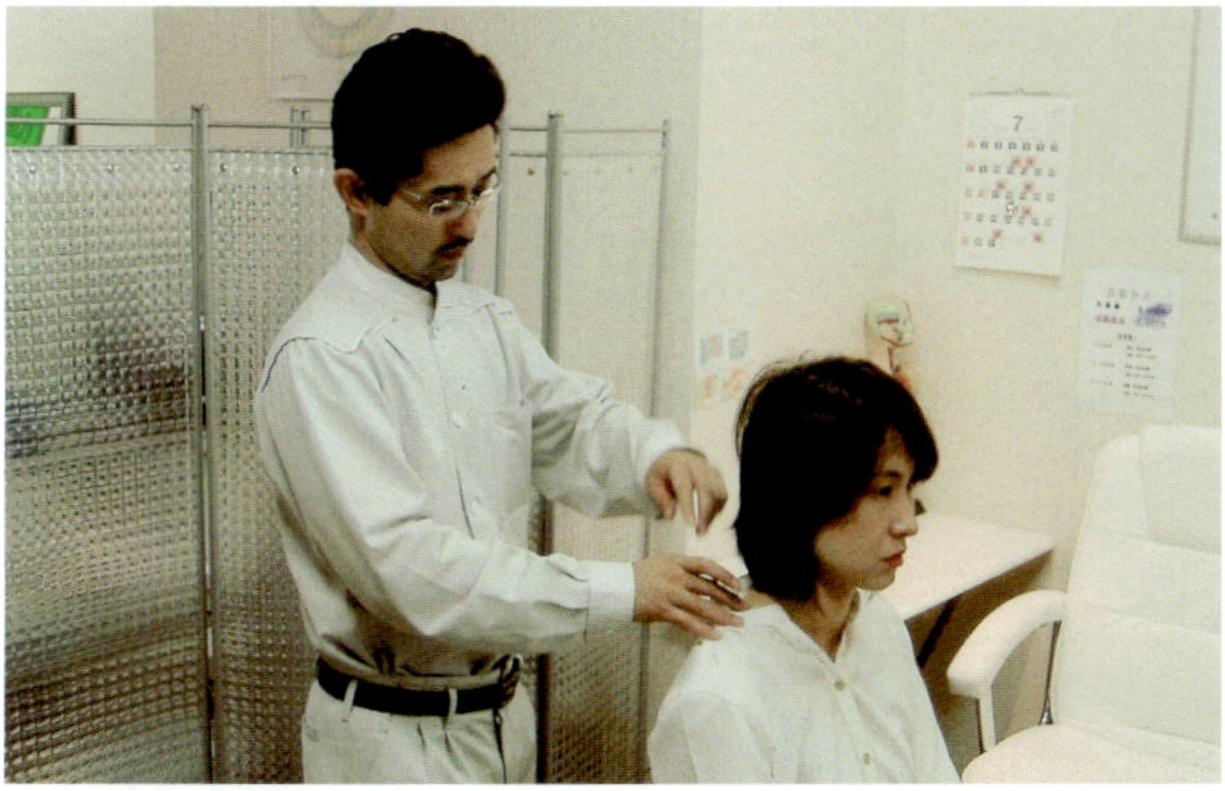

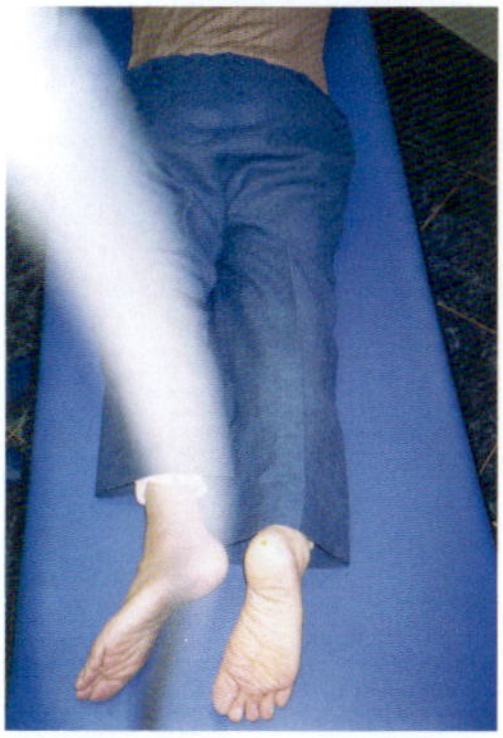

浄波良法を受けた直後の写真撮影に成功。施術前には白と黒のヒモ状であったマイナス波動が、きれいな白光になっています。

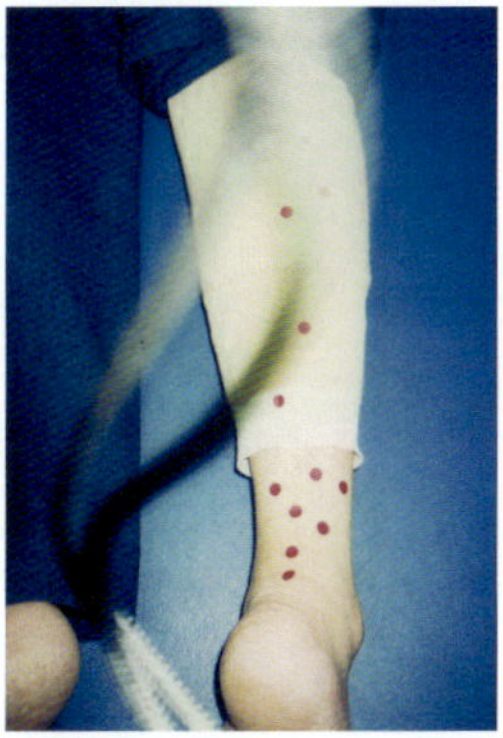

浄波良法を受ける前の写真。白と黒のヒモ状と化したマイナス波動が、はっきりと映っています。

科学が証明した浄波良法の効果

〈脳波の変化〉

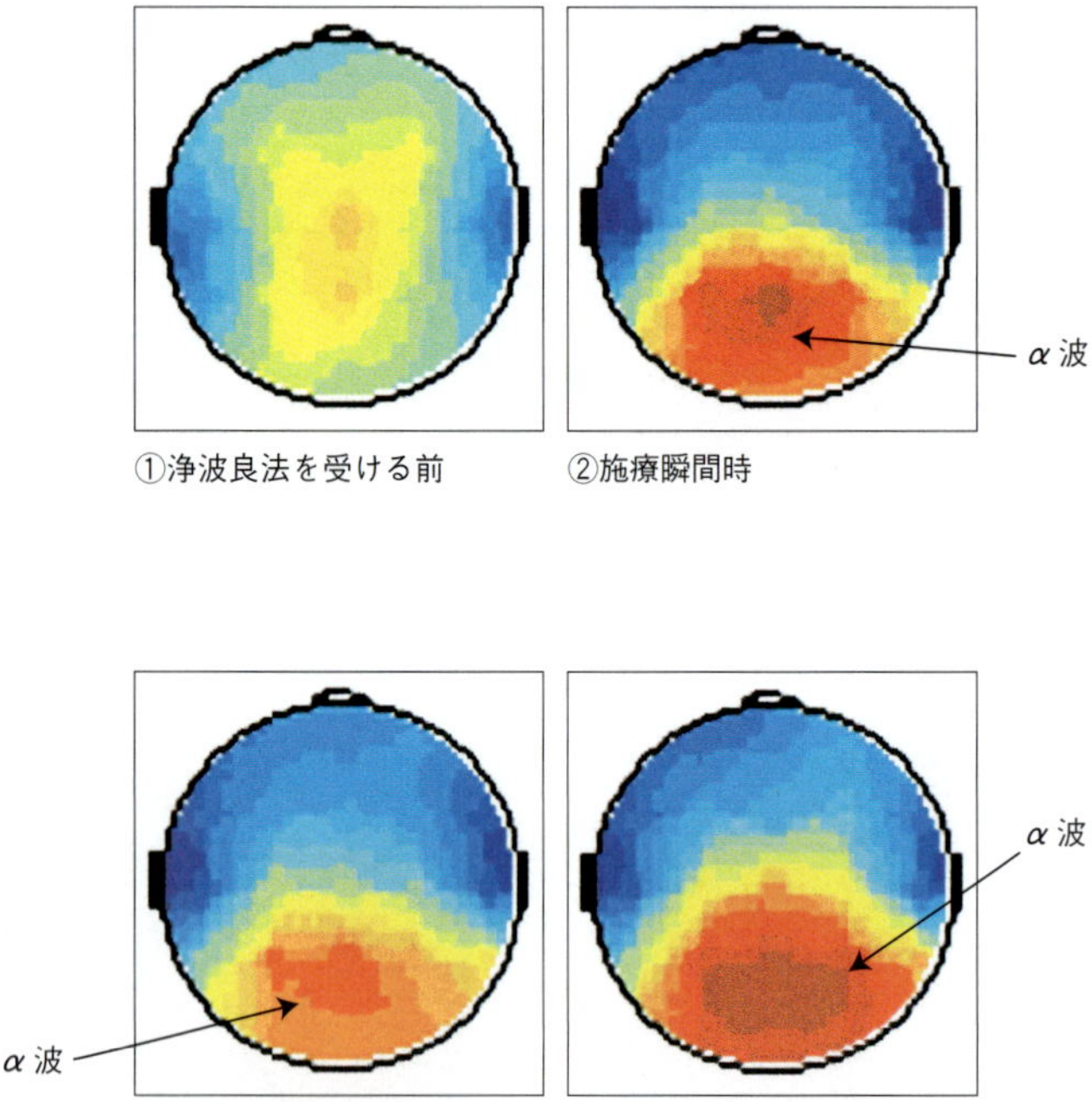

①浄波良法を受ける前　②施療瞬間時

③施療開始５分後　④施療開始５分20秒後

※α波が強くなると脳が活性化され、人間は自分の持っている能力を最大限に発揮できます。

（資料提供：東京電機大学教授・町好雄博士）

浄波良法の科学的分析

東京電機大学教授　町　好雄（生体工学博士）

私は今まで、多数の気功師の脳波や身体から発する波動のデータを測定し、「気」と呼ばれる目に見えない力を科学的に分析し、「気」を発する側と受ける側の変化や動向を研究してきました。その中で、浄波良法の話を聞き及んでその施術方法に興味をもち、今回の測定に至りました。

私が過去測定してきた気功師の方々は、「気」を受ける側に手をかざし、制止した状態で施術を行うことが通常ですが、松本師が行う浄波良法は瞬間的で、繊細な動きが多く、特に柏手《かしわで》の際の予測されるデータの変化に関心が集まりました。

今回、受ける側の脳波測定（トポグラフ）、遠赤外線検出（サーモグラフ）の測定方法を用い、発する側には気のパワーによる電気振動（GSR分析）、遠赤外線分析（サーモグラフ）の測定方法を用いました。

その結果を分析してみると、トポグラフにおける脳内α《アルファ》波の増大は、施術を受ける側の女性がリラックス状態になっていることを示しています（口絵カラー写真参照）。α波は、8Hz《ヘルツ》〜10Hz《ヘルツ》前後の周波数により強まります。

また、サーモグラフでは、松本師及び受けた側の女性ともに温度が上昇し、GSRにおいても、測定前の予想通り、特に拍手《かしわで》を打った際に、常人ではありえない「気」の動きが認められました。

さらに、「気」の動きを細かく分析すると、α波の増大を促す範囲の周波数を持つことが判明しました。

今回の測定では、浄波良法の受け手側は副交感神経優位になり、温度上昇とともに脳内α波を増大させ、身体のバランスを整える動きが生まれます。松本師が説くように、受け手側の本来持っている力が強まるということを証明できる結果に至りました。

私は医者ではありませんので、「病気が治る」などの医学的なコメントはできませんが、このような特殊なエネルギーが、これからも人々を救う手段の一つであると確信しています。

GSRの分析から見た「気」のパワー

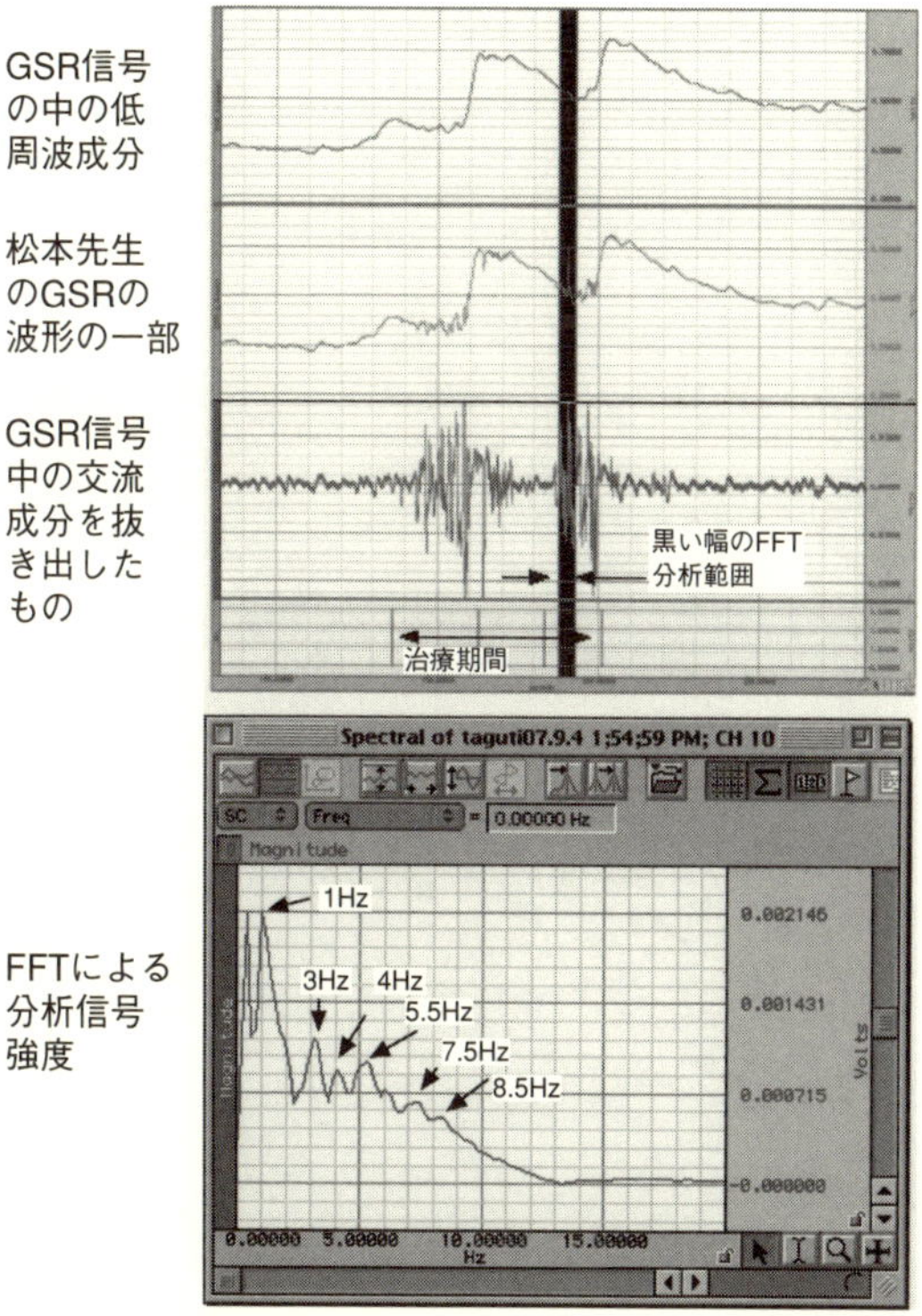

▲施療中に松本師から発される力を電気信号として測定したもの。施療中、松本師から癒しのエネルギーが出ていることが判明した。

浄波良法を推奨します

郷《ごう》外科医院院長／江別市教育委員会委員長
郷《ごう》 仁《めぐみ》

医師である私が、なぜ浄波良法を推奨するのか

私は、昭和57年に岩手医科大学医学部を卒業後、帯広厚生病院、北大医学部付属病院に外科医師として勤務しましたが、以来、良き師、先輩、後輩、いろいろな仲間との出会いに恵まれてきました。

その後、平成4年に、父が46年前に開業した郷外科医院（江別市内一番町）を継いで地域医療への貢献を開始し、かれこれ15年になります。

大きな病院の中でガンの外科医を目指していたときと比べると、いわゆる町医者として仕事を続けている今のほうが、じっくりと人間の体と心のことを考えることができるようになりました。また、医学関係以外の多くの人々や書籍との出会いもありました。

松本光平氏との素晴らしい出会いもそのひとつです。

松本氏の一冊目の著書『波動良法で自然治癒力を引き出す』を読んだのは、平成17年12月のことです。この本を通して、改めて一人の町医者として患者さんと共に生きよう、という素直な気持ちになれました。そして、人に備わっている自然治癒力や抵抗力、あるいは生命力といったものを、もっと信じてみようと思うようになったのです。

「生命力」という言葉は、精神的な力とか神秘的な力のように扱われることも多いのですが、私がここで言う「生命力」とは、「生命エネルギー」のことであり、それはまた「生体エネルギー」でもあり、「細胞レベルのエネルギー産生」でもあります。

それらのほとんど（約95%）を担っているのは、ミトコンドリアの働きですから、ミトコンドリアをもっと見直してみようとも考えるようになりました。

人体は約60兆個の細胞の集合体で、その一個一個の細胞の活動エネルギーは、ミトコンドリアが担っています。そんなことは医者であれば誰でも知っていることですが、私自身、そのことについて、それまであまり深く考えてはいませんでした。

人はみな、母親の卵子のミトコンドリアを受け継いでいます。精子のミトコンドリアは、受精後すぐに分解されてしまうので、これは受け継がれていません。だからどうした、と言われるとそれまでなのですが、できれば受精卵もその中のミトコンドリアも元気なほうが良いのかな、と思います。

ミトコンドリアの数にも、またそのエネルギー産生能力にも限界があり、特に胎児は全速力で進化の過程を系統発生していきますから、それ以外のことにはあまりエネルギーを消費させないように、妊婦さんも周りの人も配慮すべきでしょう。しかし、現実はとても厳しい状況です。

たとえば、体を冷やしやすい環境、大気汚染、食品添加物、騒音、感染症、さまざまなストレスなどが、妊婦さんをつねに脅かしています。でも、嘆いているだけでは解決しません。

ミトコンドリアを活性化する方法について、これまでに私が学んできたことを少しまとめて書いてみました。そして最後に「浄波良法」と「ミトコンドリアの活性化」の関係について述べることで、医師である私が浄波良法を推奨する理由を読者の皆さんに理解していただければ幸いです。

「息」でミトコンドリアを元気にしよう

生活の中でのちょっとした工夫で、ミトコンドリアを元気にしてあげることが日常的にできます。その方法を、次の4つにまとめてみました。

息……呼吸
食……飲食

動……動き・休み

想……想い・思い

まず呼吸ですが、酸素は絶対に欠かせません。口呼吸ではなく、鼻呼吸で深く静かに呼吸することをお勧めします。鼻呼吸はガス交換能力を高め、全身のミトコンドリアを活性化するだけではなく、脳の空冷装置として機能します。

体は保温が基本ですが、脳だけは常に冷やしてあげたほうがよく働きます。頭に血がのぼってカッカすると、過熱してしまった脳細胞の中で、ミトコンドリアは不活性化してしまいます。努めて「頭寒足熱」を心がけましょう。

いろいろな呼吸法の本が、巷に溢れています。私自身、気功、ヨガ、丹田呼吸など、かたっぱしからやってみました。そんな今の私に言えることは、「自分にとって心地よい」呼吸法が良いということです。いろいろ楽しみながらお試しください。

冷たい水の摂り過ぎにも注意して、ミトコンドリアの喜ぶ「食」を

冷たい飲み物、食べ物を日常的に摂り過ぎると、消化管だけではなく、腹腔内臓器すべての機能低下を招きます。そのうえ、クーラーでガンガン体を冷やすと、一気に機能不全まで起こしてしまいます。

人においては、ミトコンドリア達はもちろん、体内のあらゆる代謝は36・5～37・0度で効率よく機能するようにできていることを忘れてはなりません。

私が診させていただいている患者さんのなかに、テレビで見た「水健康法」を、じつに真面目に実行した人がいました。テレビで放映したこの「水健康法」は、私は見ていないので詳細は不明ですが、なんでも水を一日2リットル以上飲んで健康になる、というもののようでした。

その患者さんは、水を冷蔵庫で冷やし、さらに氷を入れてこの水を飲み続けました。その年の夏は長期間暑かったので、夏場は体調も何とか良かったのですが、秋口になると様々な病状が一気に悪化してしまいました。私もはじめは

原因がわからなくて、薬を変えたり、低周波治療機の周波数を変更したりしましたが、あまり効果がなくて心配しました。

9月の末になって、患者さんの話から「水健康法」のテレビ放送のことを知りました。「これはまずい！」と思い、とにかく温かい飲み物で水分補給してもらうように変えてもらったところ、ほとんどの症状は速やかに改善傾向に向かいました。

貴重な経験をさせていただきました。水分を十分に吸収することは良いことですが、体をつねに冷やすようなことをしてはいけません。冷蔵庫で冷やした水に氷を入れて、1日に2リットルも飲んだりしてはいけないのです。

ミトコンドリアが一番喜ぶ食事とは、旬のものを、バランスよく、よく噛んで、できれば気の合う人と、楽しく、ゆったりと、美味しくいただくというものです。それがすべて叶わなくとも、バランスのよい食生活をすることが、ミトコンドリアのために良いでしょう。

適度な運動と骨休めの大切さは、誰もがわかっているけどできていない

「運動」というと、何が多いのでしょうか。ゴルフ、テニス、ランニング、野球、水泳、ジムトレーニング……。目的も体力も人それぞれですから、時間のある方は好きな方法でやっていればよいでしょう。時間に余裕のない方は、とにかく歩き、階段を使う。これしかありません。

そのあとに大切なのが、「骨休め」です。仰臥位で、のびのびと、鼻呼吸で、できれば7時間以上寝ることです。もちろん、自然の体内時計に合わせて夜に寝たほうがよいでしょう。また、完全な二足歩行を獲得した人間は、起きて活動している間は常に重力のストレスを骨に受けていて、骨髄内の造血機能は顆粒球が優位になります。これは、おそらく外傷に備えているための反応でしょう。

そして、骨髄が重力ストレスから免れている間（つまり、仰臥位のとき）に、その他の血球、リンパ球、血漿《けっしょう》成分が盛んに製造されます。また、胃腸など

の消化器系も眠っているあいだによく働いてくれます。また、夜間の小腸造血説というものがあり、私はこれを支持したいと思います。

そのほかの自然治癒活動も、副交感神経が優位な夜間の睡眠中にピークがあります。

これだけの簡単な知識があれば、日常生活の改善点や治療法の工夫点、術後のケアの改善点も見えてくると思います。

良い思い、良い言葉、良い行動が自分も周りの人も元気にする

良い思い、良い言葉、良い行動が、自分も周りの人も元気にするのは、自律神経のバランスが良くなるからです。それとともに、もちろんミトコンドリアは喜びます。

「想い・思い」を自己コントロールすることは、とても難しいことです。そこで、言葉（言霊）の力（エネルギー）を利用してみようと考えました。それが、以下の「体と心のための言葉の処方箋」です。

素直な心で
いつも笑顔で
有難い
お陰様で
すべてが私の力になる

この言葉の処方箋をいつも繰り返し唱えていると（思っていると）、体も心もどんどん元気になっていきます。自然治癒力や抵抗力が強くなっていきます。なぜこんな簡単な言葉で生命力が高まるのか、ミトコンドリアが元気になるのか、疑問に思う方も多いと思いますので、少し解説させてください。

まず「素直な心で」ですが、何に対しても「ハイ、ハイ」と従順になるということではなくて、天地自然の法則、摂理に逆らわずに素直に生きるということです。たとえば、朝起きて、昼間に活動して、夜には休む、というような、人間として自然な生き方に素直になりましょう、ということです。

それが健康的な、つまりミトコンドリアが元気になる生き方だと思います。

私自身といえば、酒もたばこも夜更かしもしています。とりあえず、楽しみながら少しずつ改善しましょう。

次の「いつも笑顔で」ですが、普段はどうでしょうか。親子・兄弟・姉妹、周りの人、患者さんにいつも笑顔を見せているでしょうか。笑顔でいることで自分もリラックスするし、周りの空気も和みます。

そうすると、いろいろな物事が不思議なほどうまく運ぶようになります。誰だって、しかめっ面の人よりも笑顔の人とコンタクトをとりたくなるでしょう。ですから、困ったときや腹の立つときこそ、ぜひ笑顔の威力を試してみてください。きっとうまくいきます。

また、笑顔や笑いが免疫力を高めることは、すでに明らかにされています。ミトコンドリアが喜んでいる状態だからです。今日から鏡の前で笑顔の練習をしてみてはいかがですか。「笑顔でいよう」という想いと行動が、人生を変えます。

　次は「有難い」ですが「有る、ということが難しい」と書きます。何が有ることが難しいのでしょうか。実は、私たち一人ひとりの命のことです。この膨大な宇宙の中で、地球が有って、その地球上で今、私たちが生きている、その確率は有り得ないほど小さい、ということです。

　つまり、私の、そして皆さんの命がある、ということは、とても当たり前のことのようだけど、とても「有り難い」ことで、そう考えると、今生きていることやご先祖様、自然の力などに対して、思わず感謝の心が湧いてきます。私たちのこの有難い大切な命を、良いことのために上手に使うことで、ミトコンドリアを元気にしてあげましょう。

　次の「お陰様」の「陰」というのは、目に見えないものや見えにくい物事のことです。たとえば、目に見えないこの空気が10~20分なくなっただけで、多くの人が死んでしまいます。友達との友情とか親の愛情も、目には見えないけれど、もしそれが本当になかったら、きっと生きていく気力がなくなってしまうと思います。

普段は気づきにくい「陰」だけれども、本当に大切なことのお陰で生きていることを、ときには思い出して感謝することで、きっと、その陰の力が私たちを応援してくれることでしょう。

感謝の言葉の数だけ、ミトコンドリアが活性化します。心から感謝しているときの自分の状態、感覚、気分を味わってみてください。きっと、極めて安定した、暖かく、穏やかな感じでしょう。その状態でいるときに、ミトコンドリアが活動的になるのです。

最後の言葉は、「すべては私の力になる」です。これは、「ものは考えよう」とか「病は気から」などと同じようなことです。たとえば、病気やけがにあったときでも、世間や運命を恨んでさらに暗い人生にするよりも、自分の不摂生や不注意に気づいてそれを素直に反省して改善するほうが、よりよい人生になるでしょう。

たとえば、私が道路で滑って転んだときに、除雪の不備や天候のことを恨むのではなく、連日の飲み会のためにふらふらしていたことに気づいて、それを素直に改めるきっかけにするのならば、転んだことも私自身が向上する力になる、ということです。

ものは考えようで、ミトコンドリアが活性化するかしないかは、私たちの心しだいなのです。

浄波良法とミトコンドリアの活性化の関係について

以上が私の「ミトコンドリア論」ですが、日常診療においては、内服薬、外用剤、注射薬、低周波、超短波、レーザーなどで、痛み・痺れ・痒みなどを制御しつつ、これらのことに気づいていただくように工夫しています。

また、生体の傷んでいる部位やストレスを強く受けている組織は、酸化しており、静電気的にはプラスに帯電しています。ですから、そのような部位を抗酸化物質で還元するか、プラス帯電を解除すれば、ミトコンドリアが活動しやすい状況になるようです。

浄波良法は、おもに酸化してプラス帯電している脳・脊髄に対して、還元・帯電除去を短時間（約5～10分）で施術するものだと考えられます。

さらに、光子などの量子力学的なことも考慮しなければ、浄波良法の充分な説明はできないかと思われますが、まだそこまで正確には言及できない、というのが現状です。近い将来、物理学の先生方にもご協力いただき、解明していくつもりです。

ここで、私の医院での浄波良法の臨床的な特徴を、以下の4点にまとめてみたいと思います。

1. 年齢、性別、合併症の有無などに関係なく、副作用がない。
2. どのような疾患や体調不良であっても、施術可能である。
3. 重症例では、繰り返し行うことで徐々に改善効果が現れる。
4. 一般的な医療と同時併用が可能（相乗効果が期待できる）。

浄波良法は決してオカルト的なものなどではなく、ミトコンドリアを活性化して自然治癒力を高めるのにとても有効な手段のひとつです。

実際に、私の医院では、相乗効果も伴い、驚くべき効果をあげています。このことが広く一般に正しく知られるようになり、多くの方々とその恩恵を共有できる日が早く来ることを願っています。

これからも、浄波良法とともに歩みつつ、浄波良法を応援していきたいと思っています。

はじめに

人間はみんな死にます。

でも、それだからこそ定命までは元気に生きさせてあげたい。

そのためには、どうすればよいのか。

そのように考え、長いあいだ答えを探したすえ、私は、それには神様から与えられた治癒力を引き出すしかない、との結論に達しました。

私は僧侶なので、お葬式を執り行っているとき、「まだ、十分に生きることができたのに……もったいない」と、よく感じることがありました。

その後、私の中に霊的感覚が芽生え、その人の治癒力を引き出す方法を会得することにより、どのような人であっても「第三の定命」まで生きることができるとの確信を得たのです。

「第三の定命」とは、三段階に分かれている人間の寿命のなかで、いちばん長い寿命のことです。その最後の寿命を、私はとくに、「定命」と呼んでいます。ですから、「第三の定命」は、本当の寿命、すなわち天寿です。

天寿は、神様がお決めになったその人の寿命なので、ここまで生きると、死に際して苦しむことはなく、まるで枯れ葉が散るように、静かに、自然に、この世の生を全うすることができます。

人間はみな、新たに生を受けたこの世で、前世の業を浄め、霊的な高みに達して、痛み苦しみのないなかで、天寿を全うすべきなのです。

そのことが、この世に新たな生を受けた人間として、もっとも大切なことであるのに、第一の寿命、第二の寿命で、この世を終えてしまう人が、最近とくに増えています。

日本人の多くが、「第三の定命」まで生ききることができなくなったのは、人工的なものがおそろしく増えてしまったことと、邪《よこしま》な思いが満ちあふれていることによるものだと思うのですが、そんななかで、人をみな「第三の定命」までもっていくにはどうすればよいのか。そのことを、真剣に考え、突き詰めていくなかで、徐々に完成していったのが、浄波良法です。

浄波良法は、人間が神さまからいただいた自然治癒力を最大限に引き出す療法です。病気を治すのは、あくまで患者さんご自身の自然治癒力にほかなりません。

それは、西洋医学についても同様です。病気は医師や薬が治しているわけではありません。医師や薬は、患者さんの自然治癒力が病気を治すお手伝いをしているのであり、病気を治しているのは、あくまでも患者さん本人、あるいはすべての人間に自然治癒力を与えた神様なのです。

外科では、人体を切開して、メスで病巣を切り取ります。病巣を取り除いた後、人体を復元するというもっとも大切なことを行っているのは、自然治癒力です。それに、そもそもメスで人体を切開できるというのも、自然治癒力があるからこそのことです。自然治癒力がなければ、メスで切ったあとの人体は再びつながらず、血が止まるということもありません。

外科手術もまた、人間が神様から与えられた自然治癒力を信じ、その力がどのようなときにも働くことを前提としてのことなのです。

重篤な病気が治るのも、足の擦り傷がいつのまにか治るのも自然治癒力のおかげですが、普通の人はこの自然治癒力のほんの一部しか使っていません。自然治癒力は、私たちが漠然と思っているものよりもはるかに大きく、ほぼ無限であるといってよいでしょう。

神様は、私たちに無限に近い自然治癒力を与えてくださっているのです。そのため、どのような病気に罹ろうとも治るのが自然であり、人間本来の姿なのです。

それにもかかわらず、日々、病気や自殺で多くの人が死んでいきます。日本人の死亡原因のうち、老衰はわずか2パーセントです（平成17年）。ということは、98パーセントもの人が、病気や自殺などで、死ななくてもよい時期に命をおとしていっていることになります。

そのなかで、本来自然治癒力で治るにもかかわらず、病気で死んでいく人は、病気というと病院しか対処の手段や方法がわからず、自然治癒力の偉大さ、素晴らしさがわからないままこの世を終える人もいるでしょう。

今、病気で苦しんでいる多くの人に、ぜひ自然治癒力の偉大さ、素晴らしさに気づいていただければと思います。

薬師如来が、まだ菩薩であったとき、「すべての人々の病を除き、窮乏から救う」ことを誓願とされ、道元禅師は「五濁の世に仏となる」誓願を起こされましたが、浄波良法は、老衰以外で亡くなられるすべての人に、自然治癒力の偉大さ、素晴らしさをお教えすることを第一の誓願としています。

そして、縁あって出会った方々に、神さまから与えられた自然治癒力という、本来もっている無限に近い力を引き出してさしあげることを、第二の誓願としています。

この本を読まれた方々が、ご自分の持つ自然治癒力に目覚められ、第三の定命まで天寿を全うしていただけるならば、著者としてこれに勝る喜びはありません。

◎目次

現在、日本だけが国民皆保険の高福祉国家
病気が、身体と精神の歪みに警告を発している
内なる波動を浄化し、罪と汚れ、霊の障《さわ》りを洗い流す
病気をとおして学び、生まれ変わっていく必要がある
適度な流れのある川は、いつも綺麗で汚れない

第4章 浄波良法は、失敗することがない

浄波良法は、失敗することがない
浄波良法は、一定の期間が必要
私たちの体には、必要な機能はすべて揃っている
どのような施術よりも、人間本来の力のほうが優れている
すべての人に、どんなガンをも癒せる自然治癒力が備わっている
浄波良法は、病気の原因はわからないというところからスタートする
浄波良法は最低4ヶ月、ガンの人は1年半は通ってください

序章　たとえ信じていなくても
たしかな効果を発揮する良法

ジィーッという力強い音とともに、円を描いて回る光

いまでこそ、浄波良法について確信を持ってご説明することができますが、ここに至るまでのあいだ、私はじつに多くの失敗をし、裏切られてもきました。私自身、度重なる肩の脱臼に苦しみ、治ると信じて、多くの治療院に通い、幾度か手術もしたのです。

それにもかかわらず、いっこうによくならないために、ついにはすべてを医師や施術者、すなわち人のせいにして、自暴自棄に陥りました。当時の私には、人間に神様から与えられた無限に近い自然治癒力があるということがわからず、

自分の肩の脱臼が治らないのは、医者が悪い、施術者が悪いと本気で思い、何もかも信じることができなくなったのです。

そうして、苦しい日々をずいぶん長く送ったあと、本当のことを知りたくて、一人で修行に励みました。一人孤独に、己《おのれ》だけを信じて、自分の体と対面しながら、自分の体で実験をしました。

それと同時に、精神を統一して、魂の声を聞くようにしました。幼少時より、いつも神仏は見ているのだと両親に言われていましたので、必ず何らかの形で教えてくれると信じ、自分なりの修行をしました。

どうにかして、苦しい痛みを消したい。

病気を治すには、どうしたらいいのか。

「第三の定命」まで人を生かすには……。

その気持ちをずうっと持ち続け、何をするにも頭から離れることはありませんでした。

そのようにして一日一日を過ごしていたとき、ある日の明け方、急に目が覚め、私は、自分が直立不動の状態で何か違う世界にいるように感じました。目の前に、ジィーッという力強い音とともに、円を描いて右回りで回っているものがあります。

これから、この円はどうなるのだろう。

そう思った瞬間、それが私の顔に降りてきました。まるで、光のシャワーを浴びたような感じでした。

肩の右と左のあたりに、音とともに円になった光の波動ができ、同じように舞い降りてきました。

次に、お腹、ひざ、足首のそれぞれに二つの光の円ができ、舞い降りて来ました。何か不思議な世界、違う次元にいるかのように……。

大きな事故を起こしたときなど、実際には一瞬のできごとであるのに、ずいぶんいろんなことを考えていたとか、状況がまるでスローモーションの映像のようにゆっくりと見えたなどという話があります。

私自身、そのような事故の経験があるのですが、まさにその瞬間はこの三次元世界とは違った世界にいたのです。

後に、それが今の浄波良法によるエネルギーの降ろし方、つまり、次元を変え、エネルギーを降ろす方法を体得するきっかけになったことを知りました。

そうだ、光が仙骨に直結している写真を撮ろう

光のシャワーともいうべき波動を受けた私は、「これは何だろう。私に何を教えているのだろう」と思いつつも、眠りに入ってしまいました。

その後、頭で考えても答えなど出るわけはないと思いつつ、試行錯誤を繰り返していると、今度は、寝床についてすぐに、私の体が白いカプセルに包まれたようになりました。

すると、頭頂に向けて、またしても右回りの波動が円を描いて入ってくるの

です。

「また、右回りか」

と思いながら、再び眠りに入りました。

そのような体験を繰り返すうちに、これは何かを教えられているのだと直感的に感じるようになり、それからは、何を教えられているのかを感じ、考えるように努めました。

そのようにして、今の浄波良法に至ったのです。

ただ、そこに至る過程では、自分では、「これだ!」と確信をしても、独りよがりだし、信じる、信じないという世界の話になってしまうので、そこのところはどうすればよいのかと、ずいぶん悩みました。

目に見えないものを、どのように証明すればよいのだろうか……。

写真を撮ろうと思ったのは、そんな時期です。光の写真は撮れるのですが、活用していないと意味がありません。

私は、光を仙骨に直結させている写真を見せたい一心でした。写真を見れば本当なのだとわかる……。そうすれば、確信を持って、施術者である私と患者さんとが、互いに納得し、信じ合って施術ができると思ったのです。

そのためには、たんに光が仙骨に直結しているだけではなく、まだ光が仙骨に直結していない浄波良法前、次に光が仙骨に直結している浄波良法中、そして光が降りた後の浄波良法後、というように、段階的に写真を撮る必要があると思いました。

同じ場所、同じ状況のなかで、浄波良法によって次々と変わっていく写真を見たならば、よほど偏屈でない人でないかぎりわかってくれると思ったのです。

ついに浄波良法の段階ごとの写真撮影に成功

浄波良法の段階ごとの写真撮影は、何度も失敗しました。一瞬のできごとなので、その瞬間を撮影することが非常に難しいのです。

それでもいろいろと工夫をしながら、何度も挑戦し、やっと撮影できたのが、この本の口絵に掲載している写真です。撮影できたときには涙が溢れそうになりましたが、その瞬間、「まだ泣いてはいけない。まだ終わっていない。始まったばかりだ」と、歯をくいしばりました。

口絵の写真をご覧ください。私は、誰が見ても文句の言えない写真を撮影することができたと思っています。

ある大学病院主催の学会に、特別講師として招待されて講演したときに、この写真をＯＨＰでスクリーンに大きく映し出したのですが、文句を言う人はひとりもいませんでした。プロのカメラマンに、この光はなんですかと聞いても、わからないと言うだけで、とても不思議がられました。そのような体験をすることにより、私自身も、納得でき、確信を持つようになったのです。

圧痛点の消失により、互いに信頼することかできる

光が仙骨に直結して治癒力が引き出されれば、人の身体は調和に向かって働きはじめます。自らの力で自らを調整する、つまり自己調整をはじめるのです。人が、その身体を自己調整しはじめれば、圧痛点は消えます。圧痛点とは、

病気に先駆けて生じる痛みです。これまでの目に見えない世界を含む治療の多くは、「気の持ちよう」であったり、「信じる力」であったりしました。

そのため、本当に大いなるものの力が働いて効果を上げることかできているのか、偽薬現象なのか、判然としませんでした。偽薬現象とは、外観・味などは薬と同じではあるものの、薬理効果のない乳糖やでんぷんなどを薬だと信じ込ませて服用することにより効果が上がる現象のことです。プラシーボ、プラセボとも呼ばれています。

浄波良法は、断じてそのようなあやふやなものであってはならないと、私は思っています。そのため、「信じようが信じまいが、効果があり、その効果は誰にでも実感できるもの」が必要だったのです。

圧痛点の消失は、まさにそのことにぴったりのものであり、医学的なエビデンス（証拠）ともなるものでした。なにしろ、痛みというのは、身体ではっきり感じるものなので、リトマス試験紙と同様に「信じる、信じない」ということはなくなります。

その結果、圧痛点を基本に、施術者としての私と患者さんとが、互いに信頼感を持って、浄波良法に取りかかることができます。私の過去の経験からして、そのことが一番嬉しかったのです。私は過去に苦しい経験があり、その経験からしても、この方法が一番間違いのない、失敗しない方法だと確信しています。

第１章　浄波良法には、技術の差がない

波動を浄めるものであるため、「浄波良法」と呼ぶ

２００５年に『波動良法で自然治癒力を引き出す』（たま出版）を出版したところ、驚くほどの反響があり、この良法がいかにいまの時代、そしてこれからの時代に必要な良法であるかを、改めて再認識しました。それとともに、思わぬ反響もいただき、少し驚くことになりました。

評判を聞きつけて「波動良法というのは、やはり機械を使うのですか」とか、「波動良法、やったことありますよ」などの声が、これも驚くほど多く寄せられたのです。

そのようなことをおっしゃった方のほとんどは、おそらく私のこの本を読ん

でおられないと思うのですが、それでも紛らわしいのはたしかなので、波動○○や○○○波動などと一線を画すために、私の開発した良法を、「浄波良法」と改名することにしました。

私の良法は、その人の波動を変えて、宇宙エネルギーを取り入れやすくするものです。つまり、その人の身体と魂の波を浄化させます。

そのため、当初は波動良法と呼んでいたのですが、より正確には波動を浄めるということなので、浄波良法としたのです。

わずか5分間で、90%の確率で何十カ所もの痛みが消える

私の良法は、難しいことは何一つありません。わかりやすく、シンプルです。

私が相手の波動を変え、エネルギーを受けやすくします。

そうして、そのまま5分間仰向けになっていれば、圧痛点の痛みが消えます。

圧痛点の痛みが消えるということは、細胞が動いて自己調整しているという証《あかし》にほかなりません。

そのようにわかりやすく、実際に体感できるのが浄波良法です。

浄波良法は、人間全体を相手とします。人間という場合、キリスト教では霊と肉体の二つを、霊肉というように表現しています。しかし、もともとは、スピリッツとソウルは別のものであり、そこにボディを加えて、人間は三つのものから成り立っていると考えていたようです。

日本の神道では、霊魂ということで、霊と魂をたて、さらに遺体には魂魄《こんぱく》がとどまるということで、魄というものをたてていました。

そのほか、アストラル体だとかエーテル体などを考える神秘学もあり、「あの人にはオーラがある」などというときのオーラなども、霊肉以外のものであるといってよいでしょう。

浄波良法では、人間を構成するものとして、少なくとも魂（ソウル）・精神（スピリッツ）・肉体の三つがあるとし、この三つをいっぺんに施術します。

魂、精神は、目に見えません。その目に見えないものについては、同じく目に見えないものでやるしかありません。

目に見えないものの欠点は、口では何とでも言えてしまうことです。そのため、私は、目に見えないものであるからこそ、証明することにしているのです。

その一つが、光が仙骨と結びついている写真です（口絵写真参照）。円い光が旋回している写真もあります。

二つ目が、圧痛点の消失です。痛みは目に見えませんが、身体ではっきりと感じることであり、痛みが消えたことも、身体ではっきりと感じることができます。

浄波良法では、人によって違いはありますが、わずか5分間の間に何十カ所もの痛みが消えるのです。消える確率は、90％です。

浄波良法は、「体・魂・精神のバランス」をも回復させる

病気は、魂・精神・体のアンバランスから生まれます。ということは、魂・精神・体のバランスを回復させ、整えさえすれば、病気はおのずから治るとい

うことです。

そこで、問題はどうやって魂・精神・体のバランスを回復させるかであり、これまではその方法がわかりませんでした。私も最初はわからなかったのですが、光による教えを受けてからは、治癒力の基盤となっている仙骨にエネルギーを入れることによって、魂・精神・体のバランスが自然に回復し、健康な状態に戻っていくということがわかりました。

ここで重要なのは、自然治癒力が引き出されるという点です。魂・精神・体のバランスが自然に回復され、健康な状態に戻っていくのですが、何によって「魂・精神・体のバランス」が自然に回復されるのかというと、自然治癒力によって、なのです。

自然治癒力は、前にも述べたように人間が神様から与えられたものであり、すべての人に生まれながらにして備わっているものです。しかし、その自然治癒力が、人工的なものを多用することや邪な思いなどによって封印されてしまっているというのが、多くの現代人の実情です。

私の浄波良法は、「自然治癒力を活性化させるもの」という人もいますが、より正確には「その人の持っている自然治癒力を、最大限引き出している」ということです。自然治癒力は、どんな人ももともと持っているものですが、現代人の多くはその大事な部分が封印された状態になっているのです。

そこで、浄波良法によって仙骨からエネルギーを入れて、その封印を解くことによって自然治癒力を最大限に引き出すわけです。

加えて、西洋医学と異なるのは、このとき「体のバランス」のみならず、「魂・精神のバランス」をも回復していることです。そのことにより、因縁障や霊障なども浄化され、病気になっている原因が解消されるのです。

仙骨は、その点でもじつに重要な働きをします。仙骨は、精神と肉体の司令塔なので、仙骨に光を直結させて、あとはお任せして治してもらうのです。

エネルギーを強めるとき、自分の内なる無意識とも向き合う

浄波良法は、目に見えず、わかりにくいということで、以前は、病院や医師

からは、あまりよく思われませんでした。私は、病院や医師が絶対であるとは思いませんが、それでもやはり病院や医師に、浄波良法を受け入れていただきたいと思い、その努力を続けてきました。

それというのも、それが患者さんたちの願いであり、病院や医師が浄波良法を受け入れてくれたならば、いまとは比較にならないほど多くの患者さんたちが救われると信じているからです。

誰にでもわかるエビデンスがほしいと思ったのもそのためであり、写真撮影にこだわるのも、圧痛点の痛みの消失にこだわるのもそのためです。

浄波良法は、エネルギーを仙骨に入れた後、私がエネルギーの調節をします。エネルギーを仙骨の中心に合わせて、さらに強めるわけですが、そのとき、5分間仰向けで寝ていただきます。その間に、圧痛点の痛みが何十カ所と消えていきます。

痛みが消えたときというのは、自然治癒力の素晴らしさを評価する瞬間です。

自然治癒力がもたらすこの変化を、素直に喜び、受け入れなければなりません。
「自分には、こういった力があったんだ」
と、気づいてもらえればいいのです。

人とのお付き合いで、人から認められればさらに活躍するように、身体も自分にはこのような力があるのだと認められることで、さらなる力を発揮してくれるのです。

光を仙骨の中心に合わせて、さらにエネルギーを強める5分間というのは、自分の内なる無意識と向き合う瞬間です。

「霊・魂・肉体」すべてきれいにする

肉体が汚れたならば、目で見ることができます。臭いもするようになるので、鼻でもわかります。しかし、エーテル体とも幽体とも呼ばれているガス状の目に見えない体も、人間は持っていて、それは見えないし臭わないので、目や鼻ではわかりません。

その目に見えないエーテル体や幽体などが、ストレスや霊障、マイナスの言葉や場所などによって汚れてしまったとき、人間は病気になります。

そこで、エーテル体や幽体などの汚れも取り除かなければならないのですが、浄波良法では、そのことも同時に行います。「霊・魂・肉体」を一括《ひとくく》りのものとして、すべてきれいにするのです。目に見えないものの汚れは、目に見えないエネルギーによって浄化するということです。

浄波良法に失敗がないのは、施術者の力が関与せず、目に見えないエネルギーによってその人の波動を浄化し、自然治癒力を中心に、その人の生命の働きに任せるからです。人間の生命の働きには、失敗はありません。

ですから、誰がやっても同じ効果が得られるのです。現在、私のところでは、弟子が7人にまで増え、3カ所で浄波良法を行っています（巻末ページ参照）。施術者や場所が変わっても、みんな同じやりかたです。

人間の身体は、もともと完全にできている

浄波良法ができるようになるまで、私には先生というものがいませんでした。本当のことを知りたい一心で、一人で研究をはじめたのです。

そのことについて、よく思うのですが、動物には、もともと医者はいません。最近の犬や猫は、過保護になっていて、妙に肥ったり医者通いをしたりしていますが、それはごく最近のことです。動物は、これまでずうっと医者なしで生きてきて、野生の動物はいまも医者なしで生きています。

そのような動物であっても、ケガをすることもあれば、病気になることもあります。そんなとき、動物はどうしているかというと、黙って、ジィーッとうずくまって、体を自然に任せています。身体の傷は、自分で舐めて治してしまいます。

草や木だって、病気についてはは自分自身で防いでいます。木を傷つけると樹液が出てきますが、これはバイ菌の侵入を防ぐためです。森林浴が人間の体に

もいいのは、森林が自らを守るものを発散しているからです。
活性酸素をやっつける植物由来の抗酸化物質は、もともとは一日中太陽の光を浴び、したがってきわめて有害な紫外線を浴びている植物が、みずからの体を守るための物質でした。それを抽出して、人間のための抗酸化物質とし、人間を病気と老化から守っているのです。

人間はどうかというと、病気になって食欲がなくなると、食べなくてはいけない、体力がつかないと、一生懸命に口当たりのいい美味しいものを食べます。熱が出ると、氷枕をしたりして冷やします。

病気をしたときに食欲がなくなるのは、身体のエネルギーを病気と戦うほうへと重点配備するためです。食事をすると、そのあと食物を分解して吸収し、異物と戦い、また排泄もしなければならないので、それだけエネルギーを使うことになります。そのエネルギーをも、病気と戦う方に向けるために、食欲がなくなるのです。

熱が出るのも、身体を温めて病気と戦うためであり、エネルギーを出すためです。それにもかかわらず、熱が出たのでこれを下げなければならないという意識を働かせると、かえって病気が悪くなったり、長引いたりすることもあります。

病気をしたときは、自分の身体のなかの声を聞くのがいちばんです。身体が食べたくないといっているときには、食べないほうがいいのです。とにかく食べなければいけない、食べなければ体力が落ちて、病気が治らないというのは、根拠のない一種の迷信です。

それに、現代人の多くは、食べ過ぎです。とくに子どもは、暇さえあれば、体によくないお菓子のようなものばかり食べています。

現代人の多くは、食べ過ぎであるうえに、栄養不足です。栄養のない、口当たりのいい、美味しいものばかり食べているので、血液中の白血球があまり働かなくなっているのです。

お腹がすくと血液中の白血球もお腹がすいて、いろんな有害物をどんどん食べるようになります。ところが、常に飽食状態にあると、白血球は、あえて異物を攻撃してまで食べようとはしなくなります。

その意味からも、ときどき断食をすることは、とてもよいことです。断食をすることによって、白血球がよく働くようになり、免疫力が高まります。

人間の身体には、どのようなことがあっても、すべて治してしまう力がもともと備わっているのです。その意味では、人間の身体は、完全にできているということがいえます。それにもかかわらず、自己治癒力の偉大さ、素晴らしさに気付けないまま、病気などで命を落とすことはとても残念なことです。

第2章　身体は、自分だけのものではない

どんな病気にも自然治癒力を十分に発揮させよう

浄波良法は、すべてを細胞に任せ、体に任せるというものです。

治療家のほとんどは、ここが悪いから治そう、曲がっているから真っ直ぐにしよう、ズレているから正そうとします。しかし、私の良法は、そうではありません。出発点が違うのです。

私は、すべてそれで良い、というところから出発します。

体がそのようになっているということは、そのような状態を保たなければ生きていけなかったからです。しかし、その状態を放置することができないとなれば、現在の状態を治すのではなく、こうならざるをえなかった原因を除去し、

それによって悪しき原因が引き起こした結果である現在の状態が自然に改善されていくようにします。

私は、結果を見ません。原因に重点を置き、原因を見ます。そのうえで、大いなる力に働きかけます。私は、血液をつくり出すこともできなければ、心臓を動かすこともできません。そんな私が、自分の力で人を治すことなどできるわけがありません。

大いなる力に働きかけて、その円光のエネルギーを、患者さんの仙骨に直結させるのです。それが一番なのです。仙骨にエネルギーを降ろし、すべてを任せていると、失敗するということがありません。それは、心臓の働きに失敗がないのと同じです。

心臓というのは、その人が生まれてから死ぬまで、まったく休まずに、じつに正確に動き続けます。精密機械であっても、百年近くも休まずに正確に働くというのは、ちょっと珍しいでしょう。

身体には、心臓をはじめとして、そのようなものがいっぱい詰まっています。

だから、どんな病気も身体の本来の実力を出せば改善の方向に向かうのです。病気は自分がつくるものであり、自分の病気は自分で治すのが、人間をはじめとする動物本来の姿です。浄波良法は、その手伝いをさせていただくだけのことです。

それは「遺伝子がONになる」ようなもの

遺伝子学の世界的権威である村上和雄氏の『生命の暗号』によると、遺伝子の働きは、それをとりまく環境や外からの刺激によっても変わるそうです。それどころか、環境や外からの刺激により、それまで眠っていた遺伝子が目を覚ますこともあるそうです。

それまで眠っていた遺伝子が、何らかの刺激により目を覚ますことを、村上氏は「遺伝子がＯＮになる」と表現しています。電気のスイッチなどに、ＯＮ、ＯＦＦの表示がありますが、ちょうどそれと同じように、遺伝子もＯＮになったりＯＦＦになったりするというわけです。

村上氏がお書きになったその箇所を読んだとき、これはまったく浄波良法と同じだと思いました。浄波良法も、宇宙円光エネルギーにより、身体の各細胞に刺激を与え、それまで眠っていた力を目覚めさせるというものです。そのことにより、自然治癒力が最大限に発揮され、その結果として痛みが消えるわけです。

浄波良法の「それまでは眠っていた力」あるいは「十分に発揮されることがなかった（封印されていた）自然治癒力」を、「遺伝子」に置き換えると、村上氏の遺伝子とぴったり重なります。

外にあるものに頼ると、頼る体になってしまう

私は、浄波良法を開発する以前、一時整体をやっていたこともあるのですが、そのときには、当然ながら患者さんに「揉み癖」がつくことが往々にしてありました。揉み癖がついた患者さんは、治療師である私をはじめ、整体そのものから離れられなくなります。整体に限らず、何かに頼ると、体がそのようにな

ってしまうのです。

私が、外にある力ではなく、自分自身のなかにある力に頼らなければならないと思ったのは、実際にそのような例をたくさん見たからです。

浄波良法は、もともと備わっている力を引き出す体づくりを行うものであるため、整体にありがちな揉み癖のようなものはありません。そのため、まるで癖になっていたかのような症状も、次々と改善されていくのです。

毎年、必ずといっていいほど起きていたギックリ腰にならなくなったとか、風邪を引きにくくなったなどの例は、たくさんあります。

患者さんは、何かを頼れば、そのような体になるということを忘れずに、心して治療を受けるべきです。それでも、治療が効いているうちはまだいいのですが、効かなくなったときは、どうしようもありません。自分の力を頼りにするのが一番なのです。

身体は悪いことはしません。悪いことをするのは、頭であることも知っておかなければなりません。身体の声を聞いてあげることが大切であり、しっかりとメッセージを受け取らなくてはならないのです。

細胞はすべてを知っている

生命を生かすには、とらわれないことです。感謝に徹することです。これはいけないとか、悪いとかではありません。命に感謝するのです。今、食べることができる体に感謝することです。食べ物の命に感謝することです。

私たちは、肉体に文句ばかり言っています。ここが痛い、辛いなど……。身体は、たくみにバランスを取りながら、肉体生命を維持しようと、瞬時も休まず一生懸命働いているのです。

細胞はすべてを知っています。ですから、これから起きる身体の災難に対して、絶えずメッセージを発信していることを忘れてはいけないのです。それらを理解せず、闇雲に症状だけ見ていく行為は、厳に慎まなければいけないと思います。

人は生まれながらにして、自然治癒力という大粒のダイヤモンドのような貴重な宝物を持っています。その自らの内にある大粒のダイヤモンドの価値を見いだすことなく、外にダイヤモンドを探し求めるのは、じつに愚かです。内なる大粒のダイヤモンドに目を向け、これをさらに磨きあげないのは、もったいないかぎりです。

私の理想とする病院

私の目指している理想の病院とは、体に負担にならない医療を心がけ、薬の長所をうまく使いながら、医師が中心となって診察診断をし、浄波良法の特性を生かし、自然治癒力を引き出すという病院です。

病院は病気を治すところですが、病気にならない体質づくりや、自然治癒力を強化するなどのこともしなければならないと考えています。そのことによって、病気になりにくく、病気になってもすぐに治る体質づくりに目を向けていかなければなりません。

なぜなら、現代人の多くは、自然治癒力が著しく衰え、回復力の低下している体になってしまっているからです。風邪でさえ治りにくいとか、生理のたびに薬を服用していて、その薬もどんどん強いものになっているというようなことを、よく耳にします。

お互いの特性を生かし、協力できる病院があれば、患者さんにとってこれほどの救いはないと思います。一つの病院に一人、浄波良法のできる人がいることと、それが私の目指すところです。

浄波良法を信じる以前に、自分を信じてください

私の良法を受ける人に、一番理解してもらいたいことは、これくらいの簡単な良法で圧痛点が消えるという事実です。私がやっていることは、肉体の環境を整えるということだけであり、あとは5分間寝てもらうだけです。

その5分の間に、活性化した自然治癒力の働きにより、体の修復力、回復力が強まり、自然に自己修復していくのです。そして、そのことにより、圧痛点の痛みが消えるわけです。逆に言うと、圧痛点の痛みが消えることが、自然治

癒力の働きによる自己修復の証明であり、確認なのです。

よく誤解されるのですが、浄波良法は、痛みを消すことが目的ではありません。痛みが消えることは、痛みのある人にとってはたいへんな救いではあるのですが、痛みをとることを目的に浄波良法をしているわけではありません。

浄波良法を行ったあとに、私はよく次のように言います。

「私の浄波良法を信じる前に、自分を信じてください。心臓を動かしているのは誰ですか？　自分の体ですよね。その自分を信じてください」

私は、浄波良法をはじめる前に、必ず圧痛点の痛みを確認します。そのときに、圧痛点が「痛い」と言ったのは、ご本人です。そして、浄波良法後に「痛くない」と言ったのもご本人です。

圧痛点の痛みが消えたということは、自らに大きな力があることの証拠であり、そのことの実感が、まさに圧痛点の痛みの消失なのです。

私が、浄波良法を行う前に、よくこのようなことを言うのは、出発点が大事だからです。出発点を間違えると、ゴールにはたどり着きません。

「調和の心」が、個々の細胞の機能を維持する

人間は死に向かって歩んでいます。だからこそ、終わりのある肉体を生ききらなければなりません。神様から与えられた機能を大切にし、感謝をして磨きあげることにより、そのことは可能です。

私たちの肉体を構成している細胞は60兆個もあります。そして、その細胞の一つひとつには、心があります。一つひとつの細胞に心があり、おのおの高い意識を持っているのです。

60兆個もの細胞のすべては、身体全体のことを考え、それぞれに役割を担い、助け合っているのです。ときには、他を生かすために自分を犠牲にするようなことも行う素晴らしい細胞の御心を邪魔しているのが、私たちの邪《よこしま》な心であり、頭での考えであり、それらが合わさったよくない生活習慣なのです。

素晴らしい個々の細胞の機能を維持することに必要なのは、「調和の心」です。私のいう「調和の心」とは、引き分けを意味します。上も下もない、勝ち

も負けもない、引き分けを尊ぶことが「調和の心」です。

人から意に反する嫌な言動があったとき、それは「自分のマイナスエネルギーを相手が引き出してくれた」と考えるべきです。そして、そのことによって、自らのあり方を反省し、自分の魂の成長につなげていくのです。

そのようにすれば、憎しみはなくなります。マイナスエネルギーを引き出してくれた相手が、プラスエネルギーを与えてくれるようになります。

私たちの身体は、神様からの預かり物

悪しき生活習慣の反対は、規則正しい生活です。夜更かしをしない、暴飲暴食をしないなど、規則正しい生活は、すべて当たり前のことです。それでも、それをつい忘れてしまうのが人間です。

注意しなければならないのは、邪な心や怠惰な心によって規則正しい生活習慣を崩すだけではないという点です。がんばりすぎて、無理をすることによっても、規則正しい生活習慣は崩れてしまいます。

身体は自分のものなので、どのようなことをしても構わないという思いが、その根底にあります。これは、たいへんな誤りです。身体は神様から与えられたものであり、自分だけのものではありません。現世で、いわば貸与されているものであり、命が尽きたときには、神様にお返しするのです。

遺伝子学などの発達により、父親の精子と母親の卵子とが合体して、細胞分裂を繰り返し、私たちの身体が形成されるということが、ほぼ明らかになりました。しかし、そのメカニズムを誰が考え、いつからそのようになっていて、どのようにメンテナンスされているかは、わかっていません。

父親や母親も、祖父母の精子と卵子が結合して誕生しているわけであり、父母も祖父母も、その生命は神様から与えられているのです。

『生命の暗号』をお書きになった村上和雄氏は、科学者なので、神様という言葉はお使いにならず、「サムシング・グレート」という言葉を使っておられます。これは、「なにかしらの偉大な力」という意味で、私たちのいう神様にほかなりません。科学者として、長年遺伝子を研究することにより、「サムシング・

グレート」の存在を確信したということです。

もうすでに十年近くも前のことですが、一時、少女売春がずいぶん大きな話題になりました。そのとき、ある有名な大学教授が、「日本では女性は、幼いときは父親の所有物であり、結婚してからは夫の所有物となっていた。いまはじめて女性は、みずからの体を自分だけの所有物にできるようになり、援助交際をしている」と、少女売春を擁護するかのような発言をしていました。

この説の間違いも、神様を無視したところにあります。自分の身体は自分のものであるから、どのように使おうが勝手である、ということではないのです。身体は神様からの預かり物であるからこそ、大切にしなければならないのです。少女売春は、神様からお借りしている大切な身体を、間違ったことに使った、ということになります。

ただし、身体は、神様からお預かりしている大切なものであるから、いっさい無理をしない、というのも誤りです。大切なものであるからこそ、日々の手入れもまた大切なのです。

人間はエネルギーを内に持っていて、歩かないとエネルギーが滞ってしまい、身体によくありません。１日に20分は歩くように心掛けることが大切です。

第3章　私や浄波良法ではなく、自分を信じてください

ダイヤモンドも価値を認め磨かなければ、単なる石になってしまう

私が一番気をつけていることは、患者さんのなかから、依存症をつくり出さないということです。何かを頼る癖がつけば、そこから抜け出すことができなくなり、身体もそのようなものになってしまうとともに、病院に行って、何も悪いところがないなどと言われると、かえって不安になったりします。

不定愁訴だとか、ストレス性○○などというのは、病名ではあるわけですが、いったいどこが悪いのか、じつはよくわかりません。不定愁訴というのは、辞書を引くと「ストレスなどによる原因がはっきりしない不快感」となっていて、要するに原因もはっきりしなければ、不快感があるということだけで、症状も

いまひとつはっきりしていません。

ストレス性○○というのも、同じようなもので、ケガや病気はだいたいストレスが関係しているものであり、ケガをしたり病気になったりすることによっても、ストレスが生じます。

ですから、不定愁訴やストレス性○○は、病気といえなくもない、よくわからない症状のことなのですが、それでもこのような病名をつけてもらい、ビタミン剤や栄養剤のようなものをもらうことで、安心する人のいることはたしかです。そのような人の大半は、おそらく依存症であると、私は見ています。

病名をつけてもらい、薬をもらうと安心する人の多くは、薬をくれた医師に頼るという傾向もあるようです。それもまた、典型的な依存症の症状であると、私は思っています。

禅の世界では、外なる神を求めるのではなく、内なる仏を求めよといいます。完全なる自分が、そのなかにいる。仏たる自分が、そのなかにいる。だから、それを求めよといいます。

治療においても同じで、さまざまな治療法に頼ることによって、自分の内にある機能を使わないようになります。そのことによって、内なる機能は退化し、外にある物や人に頼る身体になってしまうのです。

神様は、自然治癒力という素晴らしいものを持たせて、人間に人生という道を歩ませておられます。たとえば、自分の子どもが旅に出るときには、なにかあったときのために、お金を持たせます。それと同じように、神様は人間に自然治癒力を持たせて、現世を歩ませておられるのです。

それにもかかわらず、内なる治癒力というダイヤモンドを大切にせず、価値を見いださず、外にダイヤモンドを探し求めているのが多くの現代人の姿ではないでしょうか。

薬、医者、手術に頼りきりの人も、根拠もなく自分の身体は大丈夫だと自分の身体を大切にしない人も、神様から与えられた自然治癒力を鈍らせていく一方です。ダイヤモンドの価値を認めない人の持っているダイヤモンドは、いつのまにか輝きを失ってしまいます。それと同じように、せっかくの自然治癒力が、磨きをかけないことにより、どんどん力を失っていくのです。

身体を大切にすることによって、身体に守られ、助けられる

人間の本能であると言われる食欲、性欲、睡眠欲は、人間が生存していくために必要なものです。このことを知らない人はいないでしょうが、この三つの欲を超えた、欲とは別の自然治癒力の力を改めて知ろうとする人は、きわめて少ないように思います。自然治癒力こそ、人間が生きていくためになくてはならないものであるのに、です。

医学が進み、人間が本来授かった機能から意識が遠ざかり、とても大切なことを忘れてしまっています。

安心を、外へ外へと求め、さらに真理から遠のいていっています。

せっかく持たせていただいているのに、不平不満ばかり言っていたのでは、よくありません。

自分の機能を極限まで使い、第三の定命である天寿を全うする。それが、悔いを残さない、人間本来の生のあり方です。

それが、私の浄波良法をやる意味でもあります。

人間は、どんな病気も自分で治すことができるのです。人間には、神様から授かったその力があります。その力を目一杯開花させるのが、浄波良法です。

神様は、人間を苦しむようにはつくっていません。そのことを十分に認識し、自覚しなければなりません。

人間は、あっちが痛いこっちが痛いと、自分の体に文句を言うようなことばかりをやっています。他方、身体は絶妙なバランスを取り、日夜休むことなく、生命を維持しようと一生懸命働いています。

人間は、もっと髪の毛があればよいのに、目が大きければいいのに、もっと背が高ければいいのにと、文句ばっかり言っています。身体は口がきけないので、病気となって悲鳴をあげます。ときにはケガをすることによって、限界に達していること、不満に思っていることを表現します。

人間は、文句ばかり言うことによって、もっとも大事な根本を忘れてしまいます。もっとも大切なことは、生きていることと身体への感謝です。

人間の身体というのは、預かり物であるということを、十分に自覚しなければなりません。

さらに、物は大切にしなければなりません。１円を大切にする者は、１円に救われるように、自分の身体を大切にすることによって、身体に守られ、身体に助けられるのです。

「感謝」という言葉の「し」に点をつけると、患者（かんしゃ→かんじゃ）になります。言葉というのは不思議なもので、そのように教えています。感謝の心が濁ると、病気（患者）になるのです。

体は崩壊しないように、精一杯生きています。精一杯バランスを取るようにやっています。

その体に対して、文句を言わず、根本のことを考えなくてはいけません。体に感謝することが大切であり、それは実践することからはじまります。感謝をしなければならないと、頭で理解しても、なかなかほんとうに感謝するようにはなりません。

身体に、ありがとうと語りかけましょう。

大切な身体に、無理をさせないようにしましょう。

でも、大切にするあまり、なにもしないでいては、包丁が錆びるように、身体も錆びてしまいます。

適度な運動が大切です。

飽食しないことが大切です。お腹も身体の一部なので、ときには食事を摂らないで休ませましょう。

好きなものではなく、栄養のあるものを摂るようにしましょう。

動物性タンパク質は、お魚を中心にしましょう。野菜を多く摂り、量のある排泄を心がけましょう。

ビタミン、ミネラルを豊富に含む食べ物を、意識的に摂るようにしましょう。

私を信じるのではなく、浄波良法を信じるのでもなく、自分を信じること

私が治療をしていて不思議に思うのは、痛みが消えているにもかかわらず、よくわからないという人がいるということです。

痛みがあると言ったのは患者Aさんであり、痛みが消えたといったのも患者Aさんであるにもかかわらず、そのAさんが、よくわからないというのです。

痛みがあり、浄波良法によって、その痛みが消えたということは、自然治癒力が発現したということであり、それを体感したということでもあります。

それにもかかわらず、わからないと、事実を否定し、自分にも自然治癒力の大いなる発現があったことも否定してしまうのです。

「痛みが消えたのなら、その痛みを消した自分を信じてください」

私はそのように言っています。さらに、

「私を信じるのではなく、この良法を信じるのでもなく、自分を信じてください」とも言っています。

自分を信じないと、自分に対して申しわけないのではないでしょうか。心臓を動かしているのは、自分自身であり、その自分を信じるのです。

ほぼ瞬間的に、その人の場を整え、宇宙エネルギーに波動を合わせる

人間には、人間にしかできないことがあります。それは、魂とともに、精神と肉体とを救うことです。

浄波良法は回復力を高める良法です。本当に回復力が上がっているかどうか、口では何とでも言えます。

そこで、浄波良法では、目に見えないことは写真で証明し、体で感じることができる圧痛点の痛みで確認しています。圧痛点の痛みが消えれば、回復力が高まったと理解していただいています。

私はその人の場を整え、その人の波動を、宇宙エネルギーに合わせます。そうして、宇宙エネルギーを受信できるようにします。ただ、それだけのことです。

それだけのことなので、時間にすれば1分くらいでそれらの作業を終えます。あとは、5分間仰向けになっていただきます。この5分間で、宇宙エネルギーを充填するのです。

そのことにより、お腹の張りも痛みも消えるということは、自身自身の治癒力によって、そのようなことになったということなのです。

痛みが消えるということは、良いことがおきているということです。細胞が動いている証拠です。

細胞は、マイナスとプラスが釣り合うことによって、バランスを保っています。細胞がバランスを崩すと、それまで釣り合っていたマイナスとマイナスが、反比例のようなかたちになって、固まります。

蓄積が多いほど塊ができるので、身体は崩壊から守るために、病気というものをつくるのです。

浄波良法中は、調和のエネルギーを中に入れることができていますので、治癒力の調和する力を引き出して助長させ、体の内側から調和の波動に変えていきます。そのことにより、細胞はプラスマイナスのゼロ状態になります。

お腹の痛みが消えて、柔らかくなるのは、そのためです。それは、本来受けられたご本人が一番よくわかるのです。

現在、日本だけが国民皆保険の高福祉国家

現在の日本人は、人類がこれまで経験したことのないほどの非人間的な環境のなかで、これまで経験したことのない質の強烈なストレスを受けています。そのことにより、人間本来の生命力、自然治癒力、免疫力が急激に低下してきています。

自然治癒力の存在を明らかにしたのは、ヒポクラテスです。ヒポクラテスは、それまで渾然となっていた医学と呪術と宗教を、まったく別の基礎をもつもの

●宇宙エネルギーを仙骨に直結することにより本来の働きがよみがえる

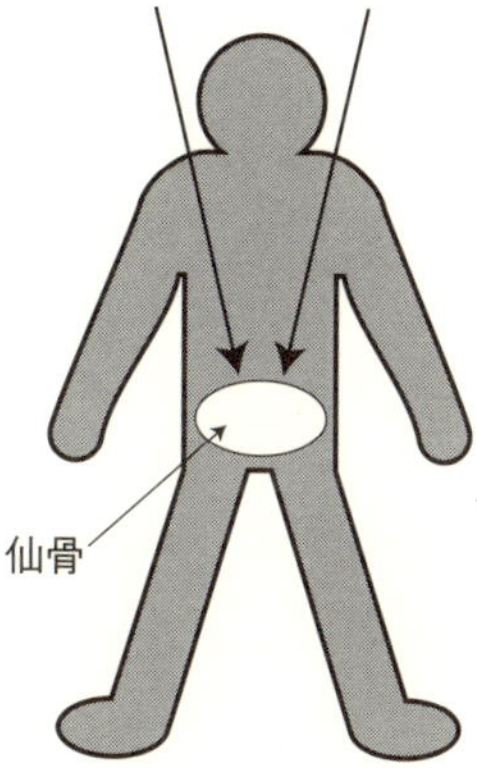

●仙骨から全身の細胞に調和の波動が送りとどけられる。それにより、各細胞が自らいやしていく

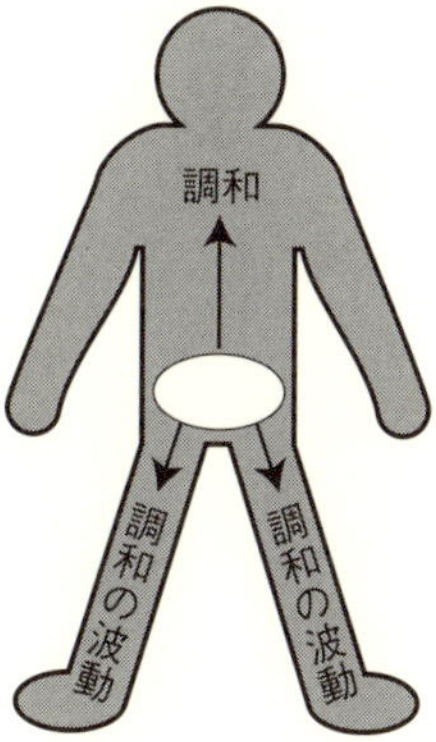

として、明瞭に区別しました。そして、病理的現象と自然環境、食物、生活との関係を注意ぶかく観察することにより、疫学（epidemiology）を打ち立てたのです。

「病を医するものは自然なり」

これは、ヒポクラテスの有名な言葉であり、自然治癒力を端的に、みごとに言い表したものです。

ですから、人間はヒポクラテスのいう「自然」、私の言葉でいう「自然治癒力」を、まず大切にすればよいのですが、戦後の日本人はすぐに病院や医院に駆け込みます。それは、医療保険王国であることと無関係ではないでしょう。

すべての国民が健康保険に入る国民皆保険ということを一応の建前としているのは、いまでは世界広しといえども日本だけです。国民皆保険を掲げた国は、これまでいくつかありましたが、そのほとんどが破産することになってしまい、国民皆保険ではなくなりました。

日本も国民皆保険による医療費の高騰で、もはや風前の灯火のようになってはいますが、ぎりぎりのところで踏ん張っていて、いまも少なくとも建前的には国民皆保険を貫いています。

そのこともあって、ちょっと具合が悪いくらいのことでも、すぐさま病院に飛んで行きます。病院で薬をもらえば、薬局で薬を買うよりも安いといったこともあります。

それでも、具合がよくならなければ、病院や医院で精密検査をし、注射や点滴をします。さらには、外科手術や放射線治療などもあります。

これでは、患者さんは、いったいどこで自然治癒力を発揮すればよいのでしょうか。病院に行ったら最後、自然治癒力を発揮する場所は、どこにもないのです。いっさいをお医者さん任せ、薬に頼りきっての治療となります。

医師や薬に依存をすれば、たしかに簡単だし、楽です。しかし、依存できているうちはよくても、依存する物や相手がなくなったときが大変です。その時点で、自分の自然治癒力で治そうとしても、それまで放置していたために自然治癒力がかなり弱っていることと、症状が悪化しているために、うまくいかないことが多いのです。

病気が、身体と精神の歪みに警告を発している

私たちは、病気になったら、病院に行くようにと教育されています。病気は自分自身が治せると言われても、そうは思えない人が大半です。それは、仕方ないことです。

しかし、病気には、その人が自然や宇宙の法則に外れ、精神的な歪みが生じることによって起こるという側面があります。精神的な歪みが生じると、微妙な磁気を帯びた細胞のマイナスとマイナスが不調和を起こし、バランスを崩します。すると、それは痛みとなり、自分自身に対して警告を発します。

そのとき、身体と精神から警告を受けたことを知り、身体的・精神的な歪みがどこに生じたかを探し、歪みを糺《ただ》せばよいのですが、現代人の多くは、「さあ、たいへん」だと、すぐさま医者や病院に駆け込みます。

そうして、精密検査をし、点滴や注射をおこない、薬を服用し、さらには外

細胞の配列が調和になると、圧通点の痛みが消える

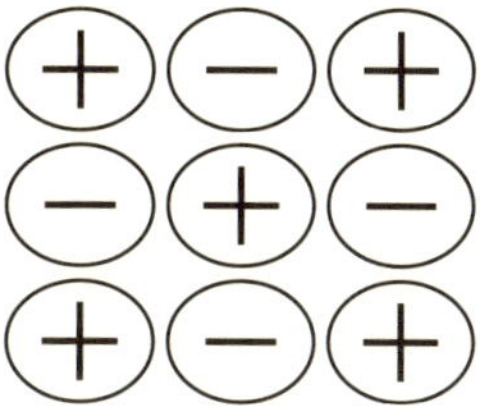

科手術や放射線治療などを受けます。身体的・精神的な歪みがどこに生じたかを探そうとしません。
その結果、身体的・精神的な歪みが正されず、病気の真の原因はそのままとなります。西洋医学の対処療法により一時よくなっても、根治はしていない、すなわち原因は取り除かれていないので、病気は再び繰り返されることになります。
痛みの箇所は、磁気バランスから見ると、マイナスとマイナスで反発しあっていて、自己治癒力を引き出すと、細胞は戻る位置を知っていますから、不調和（−−）から調和（+−）の方向に動き、痛みが消えます。また、不調和から調和へと改善された部分は、柔らかくなります。

内なる波動を浄化し、罪と汚れ、霊の障《さわ》りを洗い流す

人間の過去世から現在までの誤った想念の蓄積を、仏教では「業《ごう》」と呼んでいます。その業が表面に現れたときや、祖先の悪因縁の影響を受けたときにも、人は病気になります。

仏教の僧侶は、光を放射します。そのことは、本書カバー裏表紙の折込口にある写真を見ていただければ明らかです。

本物の僧侶の発する光は、業の闇を照らします。慰霊の力があり、御魂の助けとなります。ですから、お葬式や法事のときに、僧侶が呼ばれるのです。

僧侶ではなくても、霊に敏感な人はいます。そのような人を、霊媒体質と呼んでいます。霊媒体質の人は、霊に敏感であるとともに、人の想いを受けてしまいやすいという特徴があります。

肩こり、頭痛、腰痛、腹痛を起こしやすいのも、霊に敏感な人、霊感の強い人の特徴です。人の想い、感情の波が伝わりやすく、それらが蓄積することに

より、症状を引き起こすのです。

お墓、自殺の名所、因縁のある土地など、「場」の悪いところに行くことによ り、未浄化のさ迷っている魂がとり憑くこともあります。

浄波良法は、それらのことにも著しい効果を発揮します。その人の内なる波動を浄化し、罪と汚れ、霊の障《さわ》りを洗い流していくからです。

浄波良法を受けることにより、もともと持っているエネルギーが内から浄化され、強い体質になることによって、回転コマのように霊の障りや邪気がはねのけられていきます。

病気をとおして学び、生まれ変わっていく必要がある

身体に悪い症状が出たとき、不安になって病院へ行ったり薬を飲んだりするのは当然の行為ですが、そこにひとつ付け加えていただきたいことがあります。

それは、自分の身体は悪いことはしない、身体はがんばっていると、素直に認めてあげることです。なぜなら、不安を抱えたままでは、身体の自然治癒力

は悪化したままとなり、回復しないからです。

病気の症状が出たということは、感情に乱れが生じたとか、無理をしたとか、食べ過ぎたというように、原因となることがあったということです。そのことを反省し、原因を取り除くことが、病気を治すもっとも有効な方法となります。原因となることがらを取り除けば、自然治癒力が甦り、その自然治癒力がすべてをもとどおりに復元してくれます。それが、ほんとうの自然治癒であり、自力治癒です。

ガンがその典型ですが、外科手術や抗ガン剤や放射線治療などの西洋医学の対処療法を行っても、ガンの原因となるものを取り除いたわけではないので、多くは再発します。ガンという病気が、場所を変えて繰り返されるわけです。

自然治癒、自己治癒で病気を治した場合は、病気になる原因を取り除いているわけですから、文字通り根治であり、病気が繰り返されることはありません。自然治癒は、病気になることにより、なにが悪かったのかを知り、反省し、根治することによって、もとの身体に復帰するということです。

ですから、病気は、健康のありがたさを学び、自分の性格を反省し、悪い生活習慣を改め、人生を深く考え直し、人生観を改めるきっかけにもなるのです。そのほか、人間は、なぜ生まれ死んでいくのだろうと、真理の探究に向かい、人生を深める人もいます。

病気は、私たちに対しての警告であり、メッセージであるわけですから、病気をとおしてさまざまなことを学び、生まれ変わっていく必要があります。

適度な流れのある川は、いつも綺麗で汚れない

人間の体は70％から80％は水だそうですが、適度な流れのある川の水は綺麗で、さまざまな植物や動物が育ちます。ところが、流れのない川の水は淀み、濁り、ついには腐ってしまいます。そこに生育する動植物も、見た目にもヘンなものばかりであり、やがて毒素が固まりはじめます。

流れのない川の毒素をすくってきれいにしたところで、流れがなければ、また毒素が出てきます。人間の体でいうと、それが病気なのです。

●治癒力が固まって働いていないと、ストレスなどの病気の原因が解消されず症状が出てしまいます

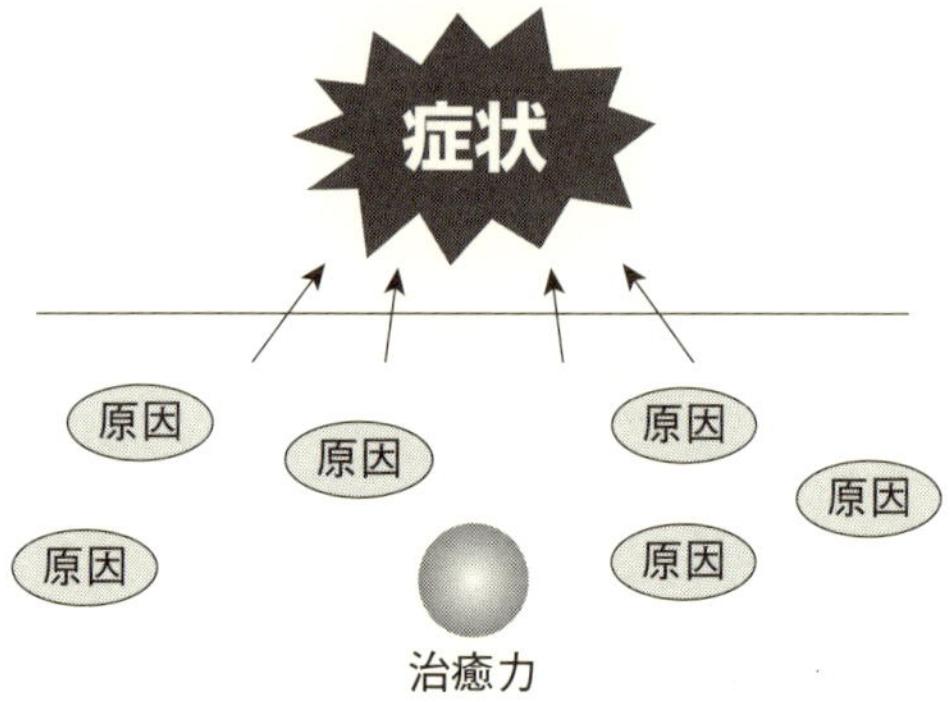

●ここで薬を使っても、薬は症状の部分にしか効果がないので、しばらくするとまた症状があらわれてくるのです

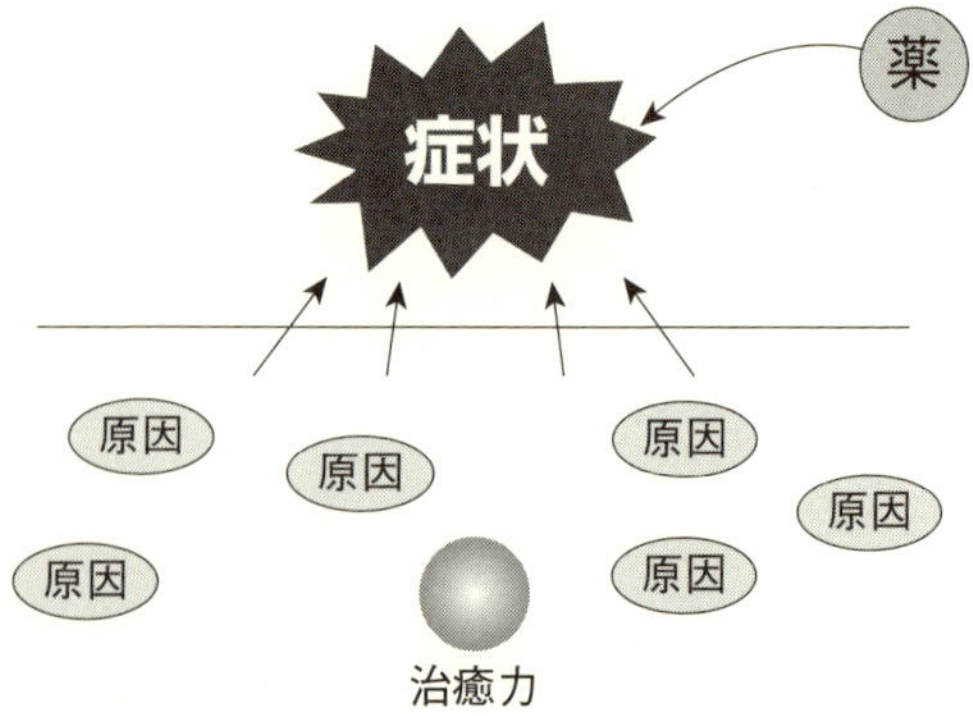

●浄波良法は、症状ではなく治癒力そのものに働きかけ、治癒力を活性化します

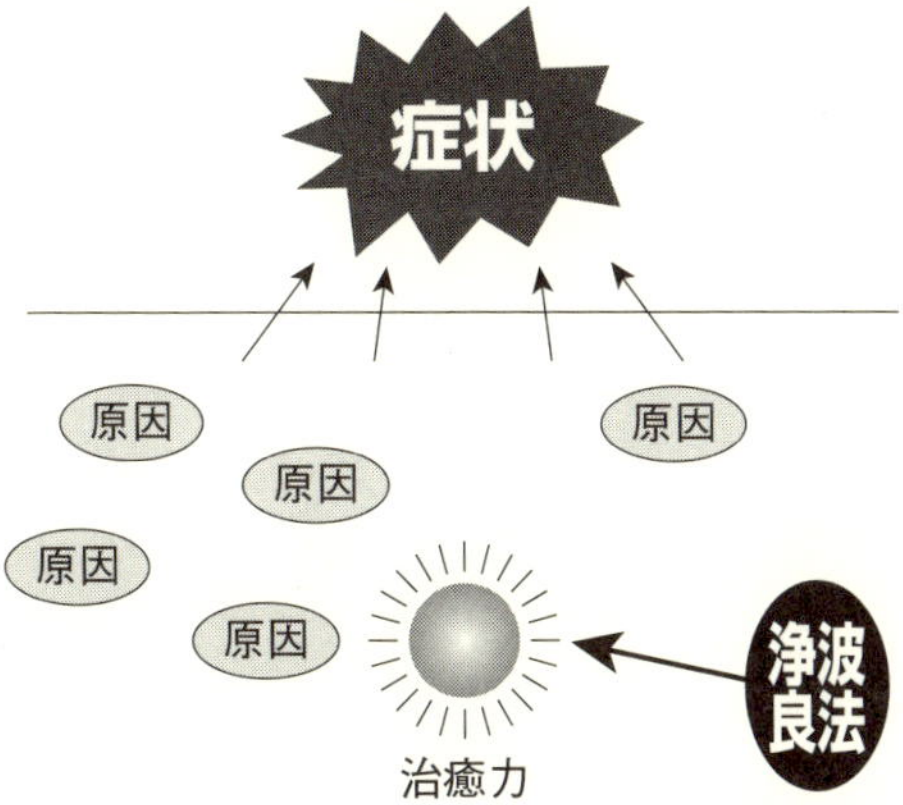

●活発になっった治癒力が症状の原因をとりのぞくので、症状が消えるのです

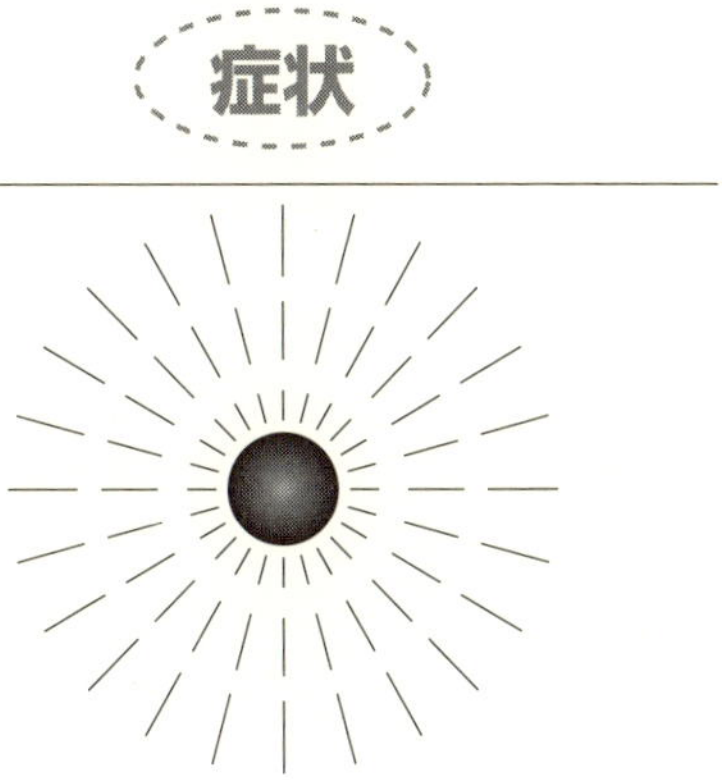

浄波良法は、淀んでしまった川に流れをつくりだす良法です。

川が適度な流れを回復すると、流れが毒素を解毒するとともに、洗い流して排泄します。そのことの証明が、圧痛点からの痛みの消失です。

人体の場合、川の流れがないときの癖、すなわち自然治癒力の低下あるいは機能不全という癖がついているので、浄波良法によって勢いのよい流れができても、3日から1週間でまた流れは弱まり、ときには旧態依然の淀みの状態に戻ります。

でも、そうなったときには、また浄波良法を行えばよいのです。繰り返し行なうことによって、環境の良い状態を保ち、良い癖をつけていくことが大切です。

適度な流れのある綺麗な川には、綺麗なものが集まり、流れのない川には良い物は集まりません。身体を、自然治癒力が正常に働く良い状態に保っていると、良い考えが出てきて、良い運命に変わります。

その人の波動が変われば、運命も変わり、どんどん良い方向に行くのです。

第４章　浄波良法は、失敗することがない

浄波良法は、失敗することがない

浄波良法により痛みが消えるということは、体に悪いことをしていない、体は良い方向に向かっているということが言えます。私は、整体のほかに、さまざまな東洋医学の施術をしたこともあるのですが、そのときに施術に時間がかかるのは、治してやろうという意識の強いときでした。

長い時間、施術をするということは、「丁寧に時間をかけて施術する」ということで、いいことのように思う人も多いでしょうが、実際にはそうではありません。真理はシンプルだとよくいわれますが、良い施術もシンプルであり、それほど長い時間を必要とするものではありません。

治してやろうという意識が強く、長い時間をかけて施術するときに限って、失敗がありました。そのときの自分の状態や心境により、手元が狂うのです。そのことによって、患者さんの体のバランスを崩してしまったのですが、そこはプロですから、患者さんにわかるほどには崩すということはありません。しかしながら、自分自身では、失敗であることはよくわかり、その度に申しわけない思いをしたものです。

必ず成功する療法、100%失敗しない施術方法はないかと、真剣に模索し始めたのには、そのような理由もありました。そうして行き着いたのが、浄波良法であるともいえます。浄波良法は、施術者の力が関与せず、自然治癒力を中心に、その人の生命の働きに任せるので、失敗のしようがないのです。

自然治癒力の素晴らしい働きは、みんなが経験していることです。子どもの頃は、自然治癒力がよく働いていて、疲れても回復が早く、風邪なども自然に早く治ったはずです。

それが、加齢とともにも、汚れや薬などが体内に蓄積し、マイナスエネルギーが出てきて、自然治癒力の働きが悪くなってきます。そのことを、加齢にともなう自然現象のように受け止めている人が多いのですが、実際は加齢によるものではなく、自然治癒力低下によるものです。現代人の多くは、加齢と自然治癒力の低下が同時に並行して起こるので、ついそのように思ってしまうのです。

浄波良法では、一定の期間が必要

自然治癒力の低下による症状は、肩こり、腰痛、腹痛、風邪などからはじまります。そのような症状が出たときに、これを治すのが対処療法です。

対処療法は、その症状のみに焦点を合わせて改善をはかるため、個別の症状に対する効き目はたしかですが、そもそもの原因については、無頓着です。そのため、多くの場合、症状は改善されはしたものの、原因はそのままということになり、その症状を引き起こした原因が引き続き自然治癒力を働きにくくし、低下させます。

そのようなことが繰り返されると、自然治癒力がますます働きにくくなり、よりいっそう風邪が治りづらくなり、薬も効きづらくなるのです。回復力の低下は、疲れがなかなかとれないとか、通常は1ヶ月ほどで治る骨折が3、4カ月経っても治らないなどといった状況を生み出すことになります。

浄波良法は、長年にわたって蓄積してきたマイナスエネルギー（汚れ）を消していくので、以前よりも元気になるのはもちろんですが、薬がよく効くようになります。どのような薬にも、程度の差こそあれ副作用があり、多くは自然治癒力を低下させるので、私はあまりお勧めしないのですが、薬の効き目がよくなるということは、回復力が出てきた証拠です。

その意味では、浄波良法は、お風呂のようなものであるともいえます。お風呂に入って体を洗うことにより、汚れや垢がとれて綺麗になります。しかし、普通に生活していると、再び体は汚れますし、垢も出てきます。ですから、一度お風呂に入って、体を洗って綺麗にしたから、当分はお風呂に入らないというわけにはいきません。せっかくお風呂に入ったのだから、もう二度と汚いところには行かないという人もいないでしょう。

浄波良法についても、同じことがいえます。浄波良法によって自然治癒力を最大限引き出し、痛みを消し、症状を改善させたから、もうこれでよいということではないのです。悪い生活習慣をあらためため、良い水を飲み、酵素食品を摂り、良い呼吸法で呼吸をし、適度な運動をする。最低限それくらいのことをしなければ、自然治癒力の低下は避けられません。

それに、浄波良法を１回やっただけで完治するということも、ほとんどありません。長年にわたって体に悪いことをし、体をいじめてきたのが、たった１回の浄波良法で完全によくなるなどということはありえないのです。お風呂と同じように、汚れたなと思ったら、浄波良法をしなければなりません。

私たちの体には、必要な機能はすべて揃っている

紫外線を浴びると、皮膚は防護壁をつくり、肌は黒くなります。このとき生成されるのがメラニンです。黒い色素であるメラニン色素は、皮膚の生まれ変わりによって剥がれ落ち、皮膚はまた徐々にもとの状態に戻ります。

しかし、加齢や外からの刺激を受け続けた肌は、代謝機能が低くなっているので、本来ならば角質となって排出されるはずのメラニンが、いつまでたっても皮膚に残り続け、シミになることがあります。

そのシミも病気も、実は同じことなのです。内側にある見えない原因が蓄積され続け、何らかの形で表に出てきたということで、昨日、今日、いきなりできたわけではないのです。

ここで私が申し上げたいのは、細胞は常に体を守ろうと働き、体は外から受けた刺激や、されたことすべてを記憶しているということです。

ですから、そうやって内側に蓄積されている原因を、外へ排出することです。そのためには、体の働きの源である自己治癒力を強くしていけばよいのです。私たちの体には、本来必要な機能はすべて揃っています。その大元となる力を、もっと磨き高めていって欲しいと思います。

どのような施術よりも、人間本来の力のほうが優れている

私たちの細胞は、次々と細胞分裂をし、新たな細胞をつくりだしていますが、私たち自身は、どのような機械を使っても、自分自身の生きた有効な細胞をつくりだすことはできません。

そこで、細胞自身に聞いてみようというのが、浄波良法です。光のエネルギーを仙骨に直結させて、あとは細胞に指導をお任せするのです。肩が痛い、腰が痛い、お腹が痛いときは、痛くなる原因が必ずあり、それを細胞に調整してもらうのです。

そのため、私は、腰が痛いといって来院された患者さんの腰を診ることはありません。お腹が痛いと来院された方も同様で、私はお腹を診ることはありません。

ガン患者さんの場合も、ガンそのものを相手にすることはありません。すべて患者さんの細胞にお任せするのです。

私たちの肉体を構成している60兆個の細胞には、すべて心があります。それも、高い意識を備えた心です。個々の細胞の心は、身体全体のことを考え、助けあって生きています。そして、ときには、他を生かすために自分を犠牲にします。

その仕組みは、宇宙とそっくりです。宇宙も、宇宙全体の調和をもとめて、個々の星が動いています。地球に地震や天変地変が起こるのは、そのためです。

そのことがわかっているため、私は本物にこだわります。私は、東洋医学の学校へは、三つも行きました。だから、いろんな術を知っていて実際に使えますし、いろんなことができます。しかし、それらの術は、所詮術であって、自分が本来もっている力の方が上なのです。

だから、私はあまり手を加えません。術にとらわれることはありません。どんな術よりも患者さんご本人の力のほうが勝っているので、ただその力を引き出すことしかしないのです。

すべての人に、どんなガンをも癒せる自然治癒力が備わっている

すべては移り変わり、消えて行く。それが世の常です。

肉体は、いつしか必ず終わりを告げる。そのときに、私は苦しみ少なく移行させてあげたいのです。

大いなる生命は、肉体を、苦しむようにはつくってはいません。自然治癒力というものを持たせて、苦しまないようにしているわけです。その自然治癒力を磨かないで、外へ外へと頼っていくから、自然治癒力が低下し、劣化し、ひどいときには機能停止に陥ったりしてしまうのです。

神様から与えられた自然治癒力を十分に使い切らないで、多くの現代人は、外にあるものばかりを頼ります。その頼っているものに、それなりの効き目があるうちはまだいいのですが、効き目がなくなったとき、自然治癒力はもうとっくに低下・劣化しているので、もはや頼れるものはなにもなく、途方もなく苦しむことになります。

私は、よく患者さんに、あなたの病気を治したのは、あなた自身であり、私ではありませんよと言います。それは、ガンなどの大きな病気が治ったときも、変わりません。患者さんご自身の自然治癒力がなければ、小さな痛み一つ消えないし、ましてやガンが消えてしまうなどということはありえません。

あなた自身に、ガンを治す力があったのです。それにもかかわらず、その力を認められず、磨かなかったから、自然治癒力が衰えて、ガンになってしまったのです。ガン細胞というものは、どんな人でも一日にいくつかはできているのです。そのガン細胞を、自然治癒力が、その都度癒しているので、ガンにならないだけのことです。

ガンになる、いわゆるガン病巣が形成されてしまうのは、日々発生しているガン細胞を自然治癒力で癒すことができなかった人であるわけです。

浄波良法によって、あなたが本来持っていた力（自然治癒力）を取り戻すことにより、多くの生き残ったガン細胞が寄り集まって形成されたガン病巣を、根こそぎ癒すことに成功したのです。それほどの大きな自然治癒力を内に秘めていたのです。

浄波良法は、病気の原因はわからないというところからスタートする

ガンになるのは、その人のライフスタイルのせいだという人がいます。生活習慣がガンをつくるというのは、もはや定説のようになっています。

頑固な人はガンになりやすいということをはじめ、その人の思いや考えがガンをつくるのだという人もいます。

本当にそうなのでしょうか。

人間には前世があり、因縁症もあれば、霊障もあります。もちろん、ライフスタイルや悪い生活習慣、頑固な性格や偏った思いや考えも、ガンをつくる要因になるでしょう。要するに、さまざまな原因が複雑に組み合わさることにより、人間は病気になるのです。

ですから、病気になる原因を一つや二つあげても、じつはあまり意味はない

のです。その一つか二つの原因を完全にクリアしたとしても、病気にならないとは限らないからです。

浄波良法は、個々の病気の原因はわからない、というところからスタートします。そして、真の原因は、人間にはわからないから、ご本人の細胞に聞いてみましょう、ご本人の魂に聞いてみましょうということなのです。

そして、施術に際しても、光のエネルギーを人間の中心である仙骨に直結して、あとは任せるということです。

浄波良法は最低4ヶ月、ガンの人は1年半は通ってください

病気になったとき、浄波良法は、安全で、副作用のない、すぐれた療法であるということがいえます。なぜなら、生命の働きにすべてをお任せするからです。

しかし、病気については、病気にならない体質づくりをすることが何よりも大切です。そして、病気にならない体質づくりをするためには、人間の内にあ

る力を引き出すことが大切です。これにもっとも有効なのも、じつは浄波良法なのです。

私は、浄波良法を受けている人には、最低4ヶ月は通ってくださいと言っていますo ガンの人またはガンの手術をした人については、特に長く、1年半はがんばってくださいと言っています。

そのように言うようになった後で知ったことですが、赤血球は4ヶ月＝120日、全細胞は1年半で入れ替わるそうです。偶然かもしれませんが、私が経験則から導き出した施療期間と合致しています。


お腹を押したときに、張っているのが当たり前で、押すとみんな痛いのではないんですか、という人がいます。押したときに痛いということは、異常をあらわしています。その部分に異常があるから、押すと痛いのです。

それを、みんなそうなのだろうと、ほうっておくと、どんどん身体にとって異常な痛みのもとが蓄積されていって、ついには大きな病気になってしまいます。

体は、声に出して異常の事態が起きているということを告げられないので、押すと痛いというかたちで訴えているのです。それでも本人が気づいてくれなければ、いよいよ本格的に病気になるという、強烈なメッセージを発するわけです。

ですから、本格的に病気になる前に、そのメッセージをしっかり受け止め、浄波良法で自然治癒力を高めておけば、未然に病気を防ぐことができるわけです。

治癒力を上げる生活とは

最近風邪をひきやすい、また一度風邪をひくと治りにくい。朝起きると体がだるい。体や首が重い。なんとなく気づいてはいるけれど、薬を飲んだり、栄養ドリンクを飲んだりと、その場その場を済ませている――このような経験をしている方が、皆さんのなかにもいるかと思います。

これは、自分の自然治癒力の低下をあらわしています。浄波良法では、症状をどうにかするという部分的なものを対象とはせず、体全体をみて、体のなかにある治癒力、回復力、修復力を高め、本来の力を引き出すということを主としています。その結果、今出ている症状が和らぎ、痛みなどが軽減していくのです。

基本的なことですが、体の不調和を改善するのに大切なのは、毎日の生活の積み重ねです。毎日の生活が、今のあなたの体の状態をつくっているのです。体の不調の原因を探り、そればかり相手にするのではなく、本来の機能を取り戻すことが大切で、それが不調を取り除くことにつながります。

私のところへ来る方にも多いのですが、体が冷えている方は、特に体に不調が出やすいようです。現代では、身体が冷えきった、低体温の人が急増しています。冷えは万病の元と言われるように、体の冷えは体の代謝を下げ、あらゆる病気の因子になります。内臓が冷えてしまうと体の機能が低下し、放っておくと、少しの不調から病気に発展してしまう可能性もあります。体を内から温め、血液循環をよくすることで、本来持つ機能を十分に発揮できる体を取り戻すことができます。

そこで、浄波良法で自己治癒力を高めながら、一人ひとりが毎日の生活で本来の機能を取り戻すためにできることを、いくつかのステップに分けてご紹介させていただきたいと思います。

1．水分を摂る

みなさんは、1日にどれだけの水を飲んでいるでしょうか、そしてどんな水を飲んでいますか？　血液の成分である血漿《けっしょう》の90％は水分です。サラサラ血液になるか、ドロドロ血液になるかは、取り込む水分の量によって変わります。ドロドロ血液が引き起こす生活習慣病、さまざまな疾患は、数しれません。良い状態を維持することが大切です。常に新鮮な水を意識的に摂り入れることを習慣にし、新陳代謝を促し、体の循環機能をよくさせましょう。水分摂取は基本中の基本です。一日に約2リットルを目安に、まず水で体質改善をはかりましょう。

2．食生活

現代は、どこへ行ってもエアコンが効いていて、シャワーだけで済ませる人も増えているそうです。また、季節を問わずさまざまな食べ物が食べられます。毎日口にする食べ物は、体に影響をもたらします。基本的に何を食べてもいいと思っている方も多いでしょうが、体を温める食べ物を摂取し、日常に潜む冷えから体を守りましょう。一般的には、夏野菜は体を冷やし、冬野菜は体を温めると言われています。温性の食は、体温を高め、身体を活性化します。冷性の食は、体温を低下させ、不活性にします。私は常に、血液はサラサラであることが理想ですと申し上げていますが、現代人の低体温化を考えれば、サラサラだけではなく、温性のサラサラを理想とすべきだといえるでしょう。

3．健康食品

バランスのとれた栄養を食事から摂ることが一番ですが、毎日のことですからなかなか大変です。今は、食事では補えない栄養素をサプリメントで摂ることができます。ただ、サプリメントの種類が多く、次から次へと新商品が出てくるため、実際どれを摂ったらいいものかわからずに始められない方、自分に合うものがわからず、結局継続できていない方がとても多いのが現状です。食べ物にしろ、健康食品にしろ、悪いものはないと思っている方も多いでしょうが、吸収できて初めて栄養となるのです。

私は、吸収するために消化酵素食品の摂取を勧めています。現代は、加工食品、加熱食品が多いので、熱に弱い酵素が摂りにくくなっているようですが、酵素は体にとって非常に重要な役割を担っています。まず、分解機能、消化機能を高める酵素食品を摂取し、栄養素を受け止められるだけの内臓づくりをこころがけましょう。

4．呼吸法

体にとってなくてはならないものの一つに、酸素があります。酸素は口と鼻から肺に取り込まれ、毛細血管を通り、体中に行き渡ります。人間は、ストレスを感じると呼吸が乱れてしまうそうですが、十分な酸素を体に送り込み、リラックスするためにも、深い呼吸をすることをお勧めします。地球上のプラスのエネルギーを吸い、自分の体を取り巻くマイナスのエネルギーをゆっくりと吐くイメージで、１日に数回、自分が心地いいと感じるリズムで実践しましょう。

5．ウォーキング

ウォーキングは誰でも始められる簡単な運動です。運動不足の解消もでき、生活習慣病の予防などに効果をあげています。人間はエネルギーを内に持っていて、体を動かさないとエネルギーが滞ってしまい、身体にもよくありません。身体の調子を聞いて、一回のウォーキングに最低20分を目安に始めてみてください。ウォーキングを始める前と後のストレッチで、筋肉をしっかり伸ばすこともとても大切なポイントです。

【まとめ——継続は力なり】

健康維持のための情報は、世の中に溢れかえっています。始めることよりも、続けることが大切です。そのためには、自分が続けられる方法をまず見つけることです。大切な身体であるからこそ、毎日の積み重ねがまた大切なのです。

セルファイン食養法——温性のサラサラ血液をつくるために

食により、体質改善や治癒を行うことを、食養生、あるいはたんに食養といいます。その食養のなかに、世界的にポピュラーになっているマクロビオティックがあります。

マクロビオティックはフランス語で、英語ではマクロバイオティックスといいます。マクロ（大きな）、バイオ（生命の）、ティックス（術）、すなわち「生命を大きな観点からとらえた健康法」という意味になり、日本でいう「正食」にあたります。

　フランス語のマクロビオティックとして世界的にポピュラーになったので、フランス生まれの食養のように思われますが、マクロビオティックは、じつは日本で開発された食養法です。

　開発した人は、桜沢如一氏（故人）で、欧米ではジョージ・オーサワとして知られています。マクロビオティックは、日本古来の食養生と易の原理から、人間にもっとも適している玄米菜食という食事法をつくりあげたものです。

　マクロビオティック以外にも、素晴らしい食養は数多く存在しますが、私が低体温の人にもっともお勧めしているのが、セルファイン食養法です。

　前にも述べましたように、現代人は体が冷え切り、低体温の人が急増しています。「冷えは万病の元」といわれるように、低体温は、あらゆる病気の因子になります。セルファインは、低体温化した現代人を救うべくできあがった健康法で、食・運動代謝・環境という健康維持に欠かせない３大ファクターを理解したうえに成り立つ食養です。

人は、顔・形・体質、すべて違います。その人の現状を知り、どのような食を摂れば健康が維持できるか。セルファイン食養法は、体質改善を3大ファクターからつくり出し、導き出しています。

セルファインは、食べ物を、温性・冷性の二つに分類することからはじまります。これも前述したように、温性の食は、体温を高め、身体を活性化します。冷性の食は、体温を低下させ、不活性にします。

それを、さらにドロドロ血液になる食とサラサラ血液になる食に分類しています。たとえば、緑の葉野菜を生で食べると、血液はサラサラになりますが、冷性なので体温を下げてしまいます。反対に、肉や魚を食べると、体温は高まりますが、血液はドロドロになります。

私は常に、血液はサラサラであることが理想ですと申し上げていますが、現代人の低体温化を考えれば、サラサラだけではなく、温性のサラサラを理想とすべきだといえるでしょう。

温性のサラサラ血液をつくる素材は、玄米や穀類のセルロース、ゴマのセルロース、根菜類の繊維質などの固い食物繊維です。しかし、これだけでは体温を高める力がないので、吸収しやすい状態に変換して、身体に吸収させなければなりません。

どのように変換するかというと、一つは発酵による酵素化です。この酵素化は、口のなかでよく噛むことによって行うことができます。もう一つは、長時間熱を加えてアルファー化することでも可能です。

このようにして、本来は固い繊維質を体内に吸収することにより、温性のサラサラ血液の健康体ができます。これが、私のおすすめするセルファイン食養法です。

浄波酵素は、とくに分解力の優れた酵素

私たちの体は小さな細胞から成っています。その小さな細胞同士が集まり、内臓、器官を構成しています。血液から栄養を得ている細胞一つひとつが健康

で、機能を健全に果たしていれば、よい体内環境をつくることができます。

必要なものは吸収し、不必要なものは排出するというシステムがきちんとしていることが大切であり、そのためには、運搬作業をする血液がサラサラでなければなりません。

病院で検査をするとき、まずは血液検査からはじめるのは、血液を見ればその人の体内環境がほぼわかるからです。血液検査をすることにより、具体的にはタンパク質、血糖、コレステロール、血圧などの数値が出てきます。

これらの数値には、望ましい範囲があり、かなりの確率で望ましい範囲を超える数値を示す人がいます。数値は高すぎても低すぎてもよくないので、一定の範囲を超えている人は、食事や飲酒、適度な運動など、おもに生活習慣面での指導を受けることになります。

そうして、しばらく様子を見るのですが、何をやっても悪い数値がなかなかよくならない人と、すんなりとよくなる人とがいます。その差こそが、体内における分解力の差なのです。

人間の体は、口に何かを入れた瞬間から分解を始めます。そのときに必要なのが消化酵素です。現代の食生活は、加工、加熱された食品が多く、熱に弱い酵素を食べ物から摂取することは難しくなっています。

そのため、口から摂った食物が、きちんと分解されず、消化もされにくいことになって、栄養が不足することになり、結果として一つひとつの細胞が正常に働きにくくなります。

他方、酵素は体内のそれぞれの器官に配備されていて、必要なときに触媒として使われ、消費されていくのですが、この潜在酵素は有限で、限りがあります。そのことがわかる前までは、酵素はタンパク質でできているので、タンパク質を摂取しさえすれば酵素はいくらでもできるということが、定説となっていました。しかし、酵素栄養学の研究が進み、一人の人間が一生につくる酵素の量は決まっていて、限りがあるということが判明したのです。

ひとくちに酵素といっても、その種類は「消化酵素」「維持酵素」「潜在酵素」の三つに分かれます。消化酵素は、食べ物を消化するための酵素であり、維持酵素は、体をつくり、病気を治すなど、生命活動すべてに使われる酵素です。

そして、この二つの酵素の原料となるのが潜在酵素であり、この潜在酵素に限りがあるのです。しかしながら、消化酵素は食物などによって外から摂取することができるので、酵素を豊富に含むものをしっかりと食べ、大食いなどによって消化酵素を大量に使わないようにすれば、有限である潜在酵素から消化酵素をつくらなくてすみます。

酵素が大切だと知った私は、どの酵素がいいのか、いろいろ探しました。そして、まず驚いたのが、市場に出ている酵素の種類の多さです。ほとんどの酵素は、食べ物を発酵させたものが多く、分解力が弱いのが現状です。

そこで、本物の酵素（ENZYME）をオリジナルでつくるしかないと思った私は、製薬会社に相談し、研究に研究を重ね、やっと自信を持って提供できる酵素（ENZYME）をオリジナルの食品にしてもらいました。そして、浄波良法独自のエネルギーも入れ、それを、浄波良法の2文字をとって、「浄波酵素」と名づけました。

毎日たくさんの生野菜と果物を摂取できるのが理想ですが、なかなかそうもいかないと思います。その点、現代の生活に取り入れやすく、かつ本当に分解ができる酵素、それが「浄波酵素」です。

浄波松果と浄波ニンニク

酵素で基本の川の流れを整えたあとは、免疫力を上げることです。身体を守るために大切な治癒力の一つである免疫力があることにより、私たちは健康な生活を送ることができているのであり、免疫力は自然治癒力のもっとも重要な部分です。

免疫という内臓や器官はありませんが、身体をつくっている一つひとつの内臓が協力し合い、免疫系を構成しています。この免疫力が落ちると、異物と戦う力は低下し、身体のバランスが悪くなり、風邪をひきやすくなることをはじめ、さまざまな弊害が生じてきます。

そこで、何か良いものはないかと考えていたとき、世界数十カ国で国際特許を取得している松の実エキスのことを知りました。海岸の絶壁でもそびえ立つ松の木の生命力が、人間の免疫力を引き上げる助けをするということを聞いて、これは素晴らしいと思いました。大学の論文でも取り上げられるほど、そのパワーは優れており、身体の中で日々生産される病原体をやっつける力が強くなります。

私は、これにもまた浄波良法独自のエネルギーを入れ、「浄波松果」と名づけ、取り扱うことにしました。

食べ物のなかでは、とくにニンニクの滋養強壮力が注目に値します。ニンニクに疲労回復や栄養補給などで大きな効果のあることは、古代エジプト時代にすでに知られていたことであり、第一次世界大戦時には、薬が足りないときに、化膿止めにも使われていました。このときすでに、ニンニクの殺菌力、抗菌力は、よく知られていたのです。

近年、ニンニクに含まれるイオウ化合物（含硫化合物）に、血栓を溶かす作用があることもわかってきましたが、そのなかで、とくに注目すべきは、アリシン（有効成分）です。アリシンは、ビタミンB1の吸収を飛躍的に高める働きを持ち、ニンニクを切ったり傷つけたりすることによってできます。その観点からも、ニンニクを細かく切ったりすりつぶしたりするのは、理にかなった調理方法です。

ニンニクを切ったりすりつぶしたりすると、独特の強烈な臭いを発しますが、その臭いのもとこそ、アリシンなのです。ですから、ニンニクを切ったりすりつぶしたりしたときの臭いが嫌だといって、丸ごと焼いたり炒めたりして食べたのでは、アリシンを摂ることはできません。

また、ニンニクそのものについては、米南カロライナがんセンターのマイケル・ワーゴビッチ博士が、ラットを使った実験結果をもとに、ニンニク成分に発ガン予防効果があることを報告しています。加えて、ドイツの薬用植物評価委員会では、血中脂肪を下げる効果と、老化による血管の変化を予防する効果を認め、治療目的での使用を承認しています。

そこで、私はニンニクの有効成分（臭いのもと）を維持したまま働きが期待でき、かつ臭い対策もして、オリジナル食品にしてもらい、浄波良法独自のエネルギーを入れ、「浄波ニンニク」と名づけて、取り扱うようにしました。

第５章　浄波良法を体験した人、習得した人の声

実際に浄波良法を体験した人の声

乳ガンが消えた!!

女性　50代　乳ガン

２００５年10月、乳ガンと診断されました。「大きいガンが二つと、その周りに小さいガンがいくつかあります」と言われ、手術を勧められました。

絶望感と不安が交錯しましたが、周りにもガンの人がいて手術をし、再発して苦しむ姿を見ていたので、手術は絶対したくありませんでした。

そうしたところ、11月になるとガンはもっと大きくなっていて、周りからも

いろいろと言われました。「ガン＝死」と想像せずにはいられず、絶望的になっていたとき、知人から松本先生のことを紹介されました。

その知人も病を抱えていて、松本先生の良法を受けるようになってから元気になり、外へ働きに出て行けるまでになっていました。私はその様子を最初から見てきましたし、松本先生は四国で主にガン患者さんを対象にした病院に勤務されていたともお聞きしていたので、早速良法を受けました。

1ヵ月後の12月、ガンは大きくなっておらずそのままでした。

松本先生のところに通っている間も、病院では手術、抗ガン剤を勧められ、脅されている気持ちになったこともありました。さらに、その間に皮膚ガンもできてしまい、毎日、不安と恐怖との戦いでした。けれど、手術をしたくない一心と、浄波良法にかけてみる気持ちに揺らぎはありませんでした。

松本先生はいつも患者の立場に立ち、何が最善か一緒に考え、悩み、苦しんでくれました。通っている間、松本先生のところで扱っている消化酵素と、免疫力を上げる松の実の組み合わせも助言していただき、それを実践しながら週に2、3回通い続けました。

そうしたところ、10ヵ月後には、病院でガンが小さくなってきていると言われました。主治医の先生も不思議そうで、私が松本先生の『波動良法で自然治癒力を引き出す』をその先生に見せて、「ここに通っているんです」と言うと、その先生は本をパラパラとめくりながら、黙っていました。

そして、通い始めてから1年半後、検査では、ガンはついに0・5ミリにまで小さくなっていました。

お医者さんは、「信じられないけれど、触診はもちろんデータにも異常がない。考えられないけれど、結果として出ているから、今後もデータを取らせて欲しい」と言われました。

あとで看護師の人から聞いたのですが、主治医の先生も、松本先生の本『波動良法で自然治癒力を引き出す』を読んでいたそうです。

松本先生のもとに通っている間、何が身体の中で起こっているのかはわからないのですが、毎回痛みは消え、首が軽くなったのがわかり、身体が楽になりました。松本先生から、「痛みを消しているのは私ではなくて、あなたの力、自己治癒力ですよ」と言われ、また、このように数字でしっかり結果が出ているので、自分の力をもっと信じていこうと思いました。

今では自分の身体の声をしっかり聞けるようにもなり、無理をしないようにコントロールをして生活をしています。

常に誠意をもってお話をしてくださる松本先生には、本当に本当に感謝しています。

期待していませんでしたが、ガンが消え大喜び

男性　50歳　肺ガン

肺ガンになったとき、医師に言われたとおりの治療（抗ガン剤、ホルモン治療、放射線）は一通りしましたが、まったく効果が出ず、体力は消耗してゆく

ばかりで、半ばあきらめていました。

西洋医学に限界を感じ、今度は自然療法を調べ、ガンにはこれ！　と言われるものは、とにかく試してみましたが、どれも理想とする結果にはいたらず、自分なりに食事だけは気をつけて生活をしていました。

そんなとき、自分と同じ病気を抱えた知人に、松本先生のことを聞きました。いろいろ試している私にとっては、きっとこの良法も同じようなものなのだろうと、たいして期待はせずに受けに行きました。

確かに、それまでいつも重かった腕や背中のつっぱり感が消え、楽になりましたが、それでも半信半疑でした。松本先生は「私を信じるのではなく、この良法を信じるのでもなく、自分の力を信じてください」と、今まで看てもらった先生や治療師の方たちとは違う姿勢でした。

３ヵ月くらい通い、病院で検査を受けたところ、なんと骨に転移していたガンが消えていると言われました。期待をしていなかった分、このときのうれしさは言葉では言い表せません。

原因不明の痛みから解放されました

女性　30代

20年近く、足の付け根に常に鈍痛があります。良い先生がいると聞けば、日本全国、西洋医学、東洋医学を問わず飛びつきましたが、レントゲンを撮れば異常なしと言われ、治してくれる医師や治療師に出会うことはできませんでした。

友人に松本先生の良法のことを聞き、ダメでもともとの気軽な気持ちで受けました。

受けた直後は、何もわからなかったのですが、先生とお話をしている間、痛い足の方だけが足の裏から付け根にかけて、脈に合わせてジンジンしてきました。びっくりして、そのことを先生に伝えると「ほとんど何もしていないのに、これだけ身体に変化が起きているということは、身体が何かをしようとしているということではないでしょうか」と言われ、心から納得しました。

これだけ自分の身体はがんばってくれているのだと思い、涙まで出てきました。それまでは、痛みがひどくて眠れない夜が続いていたのですが、それからは夜中に痛みで起きることもなく、熟睡しています。

眠れることがどれだけ幸せか。私のように病気や痛みで眠れない人たちはたくさんいると思います。一人でも多くの病に悩む人たちがこの良法を受けられたらいいなと、心底から思います。

これからも、松本先生の良法を受けて、元気に生活していきたいと思っています。

とにかく眠れるようになった

女性　40代　糖尿病

糖尿病をわずらってから背中が張り、もう3年近くも眠りが浅く、朝から疲れているという生活でした。知人から松本先生の話を聞き、何が何だかわからないまま良法を受けました。

最初から最後まで、わけがわからないまま最初の良法は終わったのですが、その日の夜、3年ぶりに熟睡できました。いまだに何が起こっているかはよくわかりませんが、私が通い続ける理由は、身体が楽になり、背中の張りが軽くなり、夜眠れるからです。これだけでどれだけ生活が楽になったことか。それに、気の持ちようもずいぶん違ってきています。

歩けないと言われ……

女性　60代

ガンになって、手術をしてもよくならないという知人が周りに多く、自分がガンになっても手術はしない！　と決めていました。それが、まさか本当に自分がガンになってしまうとは……。

お医者さんに言われて手術することを決め、なくなった胸を見ては、毎日泣きくれる生活をしていました。

そんな生活を続けながらも、このままではよくない、前向きに生きようと気持ちを切り替えてがんばっていた頃、全身への転移が発覚。

どうして私が……。がんばろうとしていた矢先ということもあって、本当に深く深く傷つき、辛かったです。

大学病院でも、あと1週間で歩けなくなると言われ、絶望的になっていると き、知人に松本先生を紹介されました。

それから1年になります。いまでは病院へは行かず、松本先生ひとすじです。

たとえガンでも、今こうやって生活ができることの有り難さを、ガンという病気になって初めて実感しています。

生理痛になって学んだこと

女性　20代　生理痛

友人から、松本先生のところに通っていて調子が良くなったと聞いていたので、生理痛にもよいかと思って通い始めました。最初のうちは、痛みが消えたかどうかさえわかりませんでした。松本先生は、細胞の動きが緩慢なので、体感しにくい、細胞が動きにくいとおっしゃいましたが、正直言ってよく意味がわかりませんでした。

週に2回くらいのペースでお世話になり、通って3ヵ月目の時、キーンと走るような生理痛がなくなりました。毎月、痛み止めを飲まないと仕事ができないくらいだったのが、ここまで良くなるとは思っていなかったので、びっくりしました。

松本先生のお話を聞くうちに、自分でも身体のこと、口にいれる薬のこと、治癒力とは何かなどについて勉強するようになり、どれだけ私は身体に無理をさせてきたかと反省しました。

これからはもっと身体を大切にして、生きていこうと思っています。

喘息が軽くなり、お薬の量も減り、大きな発作もなくなりました

女性　50代　喘息

大人になってから喘息になり、東京に住んでいる私は、お薬のおかげで息ができているという状態でした。

こんな状態なので、外に出て発作が起きたらどうしようと不安で、なかなか外出できないでいました。しかし、松本先生のことを知り、勇気を出して一度良法を受けてみると、元気からはほど遠かった私の身体が軽くなり、目に映るものがはっきりとクリアに見えはじめました。

今ではお薬の量もだいぶ減り、以前のような大きな発作も起きなくなり、不安感もなくなりました。松本先生は、いつも「素晴らしいものを持っているのだから、長所をのばしていきましょう」と言ってくださいます。

こんな私でも、ここまで元気になれて、家族には顔の表情までが変わったと喜ばれています。外に出てみることの気持ちのよさ、自然の豊かさをこうやって感じることができるのも、松本先生のおかげだと思っています。

血糖値の数値がみるみる低くなっていきました

男性　60代　高血糖

血糖値が高く、医者にはアルコールと甘い物を控えるようにと常日頃から言われていました。自分でも気をつけてはいたのですが、なかなか数値が下がらず、家族にも心配されていました。

私は目に見えないものを信じられない性格なのですが、浄波良法のことを聞き、試しにという気持ちで伺いました。松本先生はとても誠実で、本当に人の身体のことを考えているという印象を受けました。

確かに良法を受けた後、身体が軽くなり、何となく、楽でした。次の日の朝も目覚めがよく、とても不思議な気持ちがしたのを覚えています。

先生のところにある酵素を飲みながら、お水を飲むように勧められ、ついこの間の検査では血糖値の数値が今までで一番低く、すごく嬉しかったです。家族共々感謝しております。

残っていた大腸ガンが小さくなった

女性　50代

大腸ガンで、摘出手術を一昨年受けました。しかし、摘出しきれなかったガン細胞が残っていると言われ、抗ガン剤治療をしていましたが、体力は奪われ、効果もわからず、このまま続けていくべきか悩んでいました。

私と同じ病気を持つ知人に松本先生のことを教えてもらい、良法を受けました。最初に分かった変化は、体力が戻ったということです。それだけで、日々の生活をするのがとても楽になりました。

まだ通って半年ですが、ガン検診では、残っていたガン細胞が小さくなっていると言われました。今でも、なぜこんなことが起きたのか不思議で仕方ありませんが、こうやって実際にガンが小さくなり、とても嬉しく、ありがたく思っています。

浄波良法に通い7年、驚きの回復力

女性　60代

浄波良法に通って7年目になります。特別どこが悪いということはないのですが、健康維持のため、週に1回通っています。

受ける度に、心も体も軽くなるのを感じていました。今年の春に転んでしまい、全身打撲、顔、ひじ、ひざにあざができるほどのひどい状態でした。しかし、病院の先生には、この年齢ではまれに見る回復の早さですとびっくりされました。

ケガをしたことで、自分を治そうとする力が本当に強くなっていたのだと実感しました。良法を受けることにより、毎回体が少しずつ変化し、これだけの力がついていたのだと学びました。

これからも自分の治癒力を磨いていきたいと思います。

回復力がよみがえった

女性　50代

松本先生の著書を読み、通うようになって約５ヶ月目になります。朝は起きられず、お昼にならないと活動できないような体で、家族にも迷惑をかけていたと思います。

そんな状態だったのが、今では朝早くに起き、夜まで仕事と学校と、家事までできるくらいの体力がつき、自分の体が変化していると実感しています。

東京にある浄波良法の施療院に入る度、何もしないでも、そこにいるだけで癒されるのがわかります。この良法は、本当に心地の良い波動で、施療してもらう度に光で満ちた感覚に包まれ、幸せな気持ちになります。

体力が戻ったことで自分に自信がつき、自信がついたことで精神面にもかなりの影響があるようで、自分の生に対する意識や、心の在り方を考えるようになりました。

松本先生、このすばらしい良法に本当に助けられております。これからもお世話になります。よろしくお願い致します。

朦朧としていた父の意識の戻る時間が増え、以前より反応するように

男性　50代

父の首の辺りに、悪性リンパ腫が見つかって約7年になります。見つかった当初、抗ガン剤と放射線治療をしてもらい、幸い大きくもならずに、今日まで普通の生活をしてきました。

しかし、7年目にして急に状態が悪くなりました。医師の話によると、リンパ腫はいきなり性格を変え、凶暴になることがあるが、そうなってしまった可能性があるとのことでした。

大事を取るためと、検査も一緒に行うということで、入院したのですが、入院した次の週には、口が聞けなくなり、次は手と足が動かせなくなり、やがて意識が朦朧とし、家族さえもはっきり認識できない状態にまで陥ってしまいま

した。

本当にあっという間のできごとでした。この状況に、家族もついていくのがやっとでした。そのとき、父親本人はどんな思いをしていたでしょう。自分の子どもや妻がそばにいるのに、口がきけない、体が動かせない。どれだけ歯がゆい思いをしていたのか、考えるだけで胸が苦しくなります。

私は浄波良法をしてもらったことはなかったのですが、本や雑誌、松本先生ご本人を介して治癒力を上げる良法だということは知っていましたし、父親のために自分が今できることをしてやりたいと思い、もう10年近く親しくさせてもらっている松本先生に連絡をしました。

１回目の良法をしている最中、動かせなかった手と足が動きはじめ、次の日には片方の目が心なしかはっきりしはじめました。２回、３回と連日良法してもらうごとに、意識が戻る時間が増え、以前より反応するようになりました。

これには、家族全員びっくりしました。正直言って、大して期待をせずにいたからでしょう、驚きを隠せませんでした。

松本先生が「一家に一人、この良法をできる人がいたらどれだけ安心だろう」と常日頃話されていたのを、父親の回復を見て思い出しました。松本先生は今まで、どんな気持ちでそう話されていたのでしょう……。

誰にでも家族や大切な人はいる。そして、その大切な人が苦しんでいるのに、自分は何もしてやれない辛さがあるということを、松本先生は痛いほどご存知なのではないでしょうか。

私は、一家に一人ということは聞いていたのですが、それまでは他人事のように思っていました。しかし、自分が今回こういう体験をしたことによって、そのことを後悔し、またその重要性を痛感しました。自分が父親に対して何もできない歯痒さ、松本先生が話していたことが心にしみます。

今まで他人事のように思っていましたが、私のような思いを経験した人、また実際に今、経験している人はたくさんいると思います。これは誰にでも起こりうることなのだという現実を認識した今は、松本先生同様、私も、少しでも早くこの良法ができる人が増え、一家に一人この良法ができる人がいるという未来を、心の底から期待するようになっています。

浄波良法を習得した人の声

浄波良法を習得して、母を痛みから救うことができた

須山奈緒子　30歳

私の母親は心臓病を患っており、また喘息もちでもあります。朝は、たいがい調子が悪く、普通に呼吸ができるまでに相当な時間がかかります。歩くだけでも辛そうでしたが、私にできることは家事のみでした。

しかし、松本先生の浄波良法を習得してからは違います。喘息で体力を消耗し、体に痛みのある母親の体のためにできることが増えました。

リズム良く浄波良法をしてあげることにより、肩、背中にあった圧迫感が軽減していきました。先日は、良法中にまず胸に痛みが走り、その痛みが、胸から鎖骨、鎖骨から首、首からのどへと場所を変え、すーっと消えていったそうです。

体の中には、まだ排出されていない毒素があります。その毒素が姿、形、場所を変え、体に何らかの症状としてあらわれてくる、そしてそれをしているのは自分の体自身なのだということを、私の母はこの良法を受け、自分の体を通して理解しています。

家事の手伝いだけでなく、この良法ができることによって、母の体の苦しみが少しでも減っているという事実に、素直に喜びが湧いてきます。母親の側にいると、本当の意味で母の役に立っているのだと実感できます。

本当に大切な人が苦しんでいるときに、私にはこの良法がある。この良法によって、少しはその人の苦しみを少なくすることができると思っています。そしてそれは、私自身にも大きな安心感を与えてくれます。

家族に病を患っている人間がいると、本人はもちろん、周りの家族も辛いものです。私は、自分の経験を通して、この良法をできる人が家族のなかにいれば、少しは安心でき、辛さが変わるのを知っています。一日も早く、一家に一人、浄波良法のできる人が養成されることを念願しています。

浄波良法は、本来のあるべき姿に導いてくれる良法

前田浩太郎　28歳

浄波良法を勉強し始めて半年が経ちました。あっという間の半年です。

初めの頃は、今まで直接筋肉をほぐす施術を何年もしていた自分が、はたして身体に触れずに施術することができるのか、特殊な能力をもってないとできないのではないか、などの不安がありました。

しかし、この良法は本当に誰にでもできるものであり、施術者の力が一切関与しないのです。

すべての人に宇宙の根源のエネルギーを降ろし、自己治癒力を最大限まで引き出す。自分の役割はそのスイッチを押すだけ。施術者が治そうとするのではなく、その人自身の細胞が、自らを調和に導き治していく。これほど安全で、正確で、間違いのない療法があるでしょうか。

施術者の意図が入れば、そこには必ず失敗と成功があります。症状が出ても、それは様々な要因が積み重なった上での結果です。

「この痛みの原因はこれこれです」

と、よく言っていた自分でしたが、考えてみれば、施術者側にわかるわけがない、あくまで憶測の域を過ぎなかったと、今、はっきり言えるようになってきました。

仮に痛みが消えたとしても、一時的に症状を抑えただけで、原因が解消したかどうかはわかりません。

自分の身体を一番良く知っているのは、その人自身の細胞、遺伝子です。細胞、遺伝子の一つひとつには、その人の情報すべてが組み込まれています。それならば、自然治癒力を１００％働ける状態にして、後は細胞、遺伝子にすべてお任せしようというのが、浄波良法の理念です。

なんて素晴らしいのでしょう。

私は今、病院で浄波良法を施術していますが（2007年8月現在）、誰に対しても自信を持って施術ができていると確信することができるようになりました。絶対に失敗がないし、圧痛点の痛みがその場で消えるからです。圧痛点が消えるとは、毒素（病気の原因）がどんどん排出されるということ。細胞が調和されるということです。

現に、患者さんは、施術の回数を重ねるほど身体が軽くなっていき、どんどん元気になっていきます。

本人の細胞に任すのですから、どんな症状に対しても有効です。元気になっていく人達をみると、心底嬉しくなってきます。自分が選んだ道は、間違いではないという確信が芽生えてきます。

病気の人にとっては、その苦痛は耐え難いものであるはずです。絶望の淵に立たされ、生きていることに嫌気がさしてしまうこともあるでしょう。

そんなときに、瞬時に痛みから解放されたら、どれだけ救われるでしょうか。ましてて、他人に治してもらったのではない、自身の身体に備わっている、自然治癒力という大いなる力が、自身の身体を癒していくのです。自らつくった病気を自らの力で治す。病気で苦しんでいる人にとって、これほど勇気づけられることがあるでしょうか。

外に救いを求めるということは、内側に、それを失うことに対する不安、恐れが必ず存在します。その気持ちを抑えるために、あらゆるものに依存してしまう。もし、病気で苦しんでいる時に薬が効かなかったら……。治療方法がなかったら……。いやでも自分と向き合わなくてはいけなくなる。

そんなとき、自分の中に、自らを癒す偉大な力が備わっていることに気づいたら、どれだけ前を向いて生きていけるようになることか。

浄波良法は、自然治癒力を引き出すだけでなく、自身のあり方、生き方をも見直し、本来のあるべき姿に導いてくれる良法だと確信しています。

浄波良法は、闇を照らす一条の光です。

現在、私は浄波良法の神戸オフィスを任されていますが、病院での実習の体験を踏まえながら、一人でも多くの人にこの良法の素晴らしさを体感していただき、病気が治るお手伝いをさせていただければと思っています。

浄波良法を習得して

杉下ゆかり　40歳

私は20才の頃からぎっくり腰になり、それ以来腰痛に悩まされ続けてきました。その間、整体・カイロ・鍼・電気・気功など、いろいろなことをしてきましたが、その時々では良くなるのですが、しばらくすると再び腰痛が発生し、悪循環の繰り返しでした。

そこで、浄波良法を受けたところ、圧痛点は消えましたが、思ったようにはすぐ良くなりませんでした。松本先生には、

「早く治して欲しいのですが、いつ治るのでしょうか」

と聞いたほどです。

先生は、

「ご自身の治癒力ですので、ご自身にしかわからないのですよ」

とおっしゃったのですが、そのときは意味がわかりませんでした。

10回受けた頃、やっと腰の痛みもなくなり、好きなテニスもできるようになりました。整体などを受けていたときは、一時的に良くなるものの、必ずぶり返しが起こり、逆に身体に負担をかけているようにも感じました。しかし、浄波良法は身体に負担をかけることもなく、痛みが消えるのです。人によって回数は様々ですが、私が10回かかったということは、私の治癒力がなかなか働くことができなかったのだと、今ならはっきりわかります。

それからは、一度もぎっくり腰にはなっていませんし、ひどい腰痛もありません。

そんな経緯もあって、家族が辛いとき、見ているだけでなく、役に立ちたいと思い、勉強を始めました。案の定、子供の腹痛や風邪、スポーツをしていて足首をくじいたときなど、浄波良法に何度も助けられました。最近では、浄波良法の素晴らしさをますます実感しています。これからも、多くの人にこの良法の良さを知ってもらい、広がっていくことを願っています。

おわりに

たとえば、家族に病気の人がいたとします。子供が痛くて苦しんでいたとします。親として家族として、皆さんは何をしてあげることができるでしょうか。

たとえば、病院に連れて行くとします。それは当然です。

薬を飲ませる。それも当然かもしれません。

しかし、薬が効かなかったら、どうしますか？

病院に行くまでの時間は？

――そういうことを考えたことがあるでしょうか。

学校の試験の時と同じで、試験が近づかないと勉強しない。人生についても同じで、病気になってから慌てる人がほとんどではないでしょうか。

でも、病気になる前にシュミレーションしておけば、苦しみ少なく人生を歩むことができるはずです。

——家族が病気になったら、自分は何をしてあげられるのか…。

私は、一家に一人、浄波良法ができる人がいれば、どれだけの人が安心で救いになるのかと思います。なぜなら、痛みは本当に辛く、人を不安にさせるからです。そんな時に、自然治癒力を引き出して、痛みを消せる人がいれば、どれだけ心強いことでしょうか。

痛みがあれば、痛みを消す。自然治癒力を何度も引き出して、強くする。そうすると、薬の効きがよくなります。なぜかというと、浄波良法を受けると細胞が活性化するからです。ということは、若返るということです。そのため、薬の効きがよくなるのです。

こうしたことに加えて、医師がいて、東洋医学の術者がいて、みんなが協力して治療してもらえたら、どれだけ安心して生きることができるでしょうか。

そのためにも、〝一家に一人〟浄波良法ができる人を、私は勉強会において、たくさん育てていきたいと思っています。

確実に誰もができる、痛みを消すことができる、そういった人が一家に一人いたらいいいと思います。

今、抗生物質をはじめ、どんな薬をつかっても反応がない子供が増えているそうです。これは、親にも原因があります。親の遺伝子を子供が受け継ぐのです。親が過去においてたくさん薬を飲んでいる影響もあるのです。

では、抗生物質が効かない、薬が効かないときにはどうしますか？　そんなとき、浄波良法ができたら、どんなに救いになることでしょうか。

一人でも多くの人に、浄波良法や私が今まで習って来た施術法など、いろんなことを学んでもらえればいいなと思います。

もちろん、わたしは僧侶ですから、先祖供養のやり方も、どうしたら本当に亡くなった人を救えるのか、どうやったら供養ができるのか、そういったことも覚えて欲しいと思い、勉強会を開いています。

私が目指すものは、誰もが浄波良法ができるようになることです。一家に一つ、薬箱があるように、一家に一人、浄波良法ができる人がいる。これはとても心強いことだと思います。

でも、本当に誰にでもできるのでしょうか？

自分にはそういう能力はありません！　という方がいますが、そんなときは、心臓や血液を自分で動かせる人はいますか？　と私は聞きます。

心臓や血液を動かす、身体の内にそういうすごい自分がいるのです。その自分を持っている以上、誰でもやる気になればできるはずです。

家族が病気になったときに、〃できるのだろうか？　できないのでは？〃ではなく、〃やらなきゃいけない〃という気持ちがあるじゃないかと考えるのです。自分の命に代えても救いたい、だからやるのです。そういう気持ちで真剣に取り組んでいけば、何でもできると思うのです。

私は、真剣な人ほど応援したくなります。ですから私は、末期ガンの人ばかりを病院で施術していました。なぜかというと、ガンを患っている人は真剣だからです。私も真剣です。

勉強会に関しても、真剣に、〝覚えたい、これを自分のものにしたい〟と思う人ほど、私もそれだけ真剣に教えます。

毎月、札幌・東京・神戸にて、家族を癒せるようになる勉強会を開催していますので、家族を守る良法をしてあげたいと思う方、浄波良法を習得し、将来の仕事にしたいと志のある方も、ぜひ問い合わせていただければと思います。

この浄波良法が、一人でも多くの方に喜んでいただけることを願い、普及に力をつくしていきたいと誓願しています。

著者プロフィール

松本　光平（まつもとこうへい）

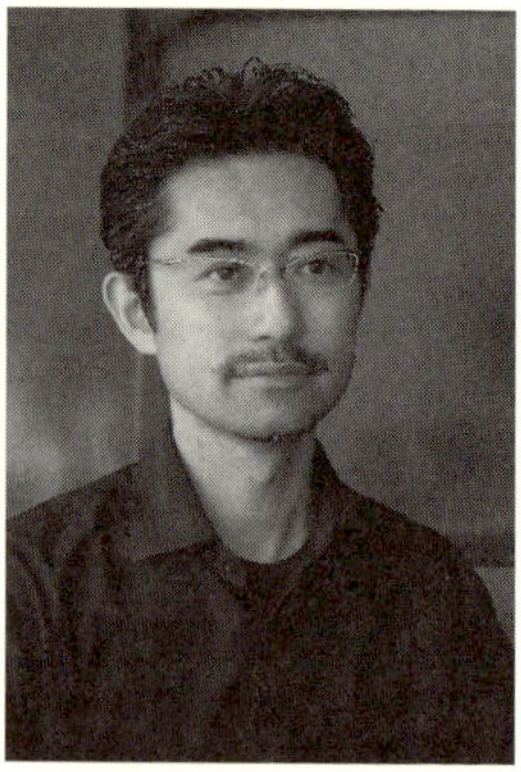

1967年、北海道に生まれる。

1988年、曹洞宗大本山永平寺別院における２年間の僧侶修行を終え、僧侶２等教師取得。日本気功整体学校、ヘクセンシュス神経専門大学校、MRT中心学校を卒業。

15歳、22歳、26歳で宇宙円光波動に遭遇して以来、数々の霊的体験をする。それらをもとに独自の方法で浄波良法を開発。

1993年、北海道自坊寺の副住職に就任。

1996年、高知県土佐清水病院に勤務。

2005年、札幌市に浄波良法施術院を開設。

2011年、施術院を併設したCafé J（カフェジェイ）をオープン。

著書『波動良法で自然治癒力を引き出す』（2005年）
『浄波良法』（2007年）
『マンガで見る浄波良法』（2009年）
『自然治癒力が病気を治す』（2010年）
『お坊さんが考案したかんたん自然治癒力アップ体操』（2012年）

■浄波良法の連絡先（http://johha.com）

【JOHHA 札幌】 北海道札幌市中央区宮の森１条５丁目１−６　スリットビル２F　自然菜食 Café J
電話番号　０１１−５１１−１１７８（完全予約制）

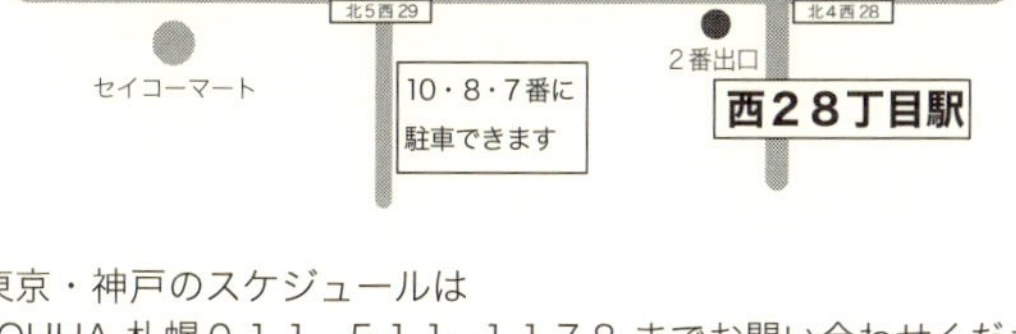

■東京・神戸のスケジュールは
JOHHA 札幌０１１−５１１−１１７８ までお問い合わせください

浄波良法～自然治癒力を引き出せば病気は自分で治せる

2007年11月５日　初版第１刷発行
2012年９月20日　初版第２刷発行

著　者　松本 光平
発行者　韮澤 潤一郎
発行所　株式会社 たま出版
〒160-0004　東京都新宿区四谷4－28－20
☎03-5369-3051（代表）
http://tamabook.com
振替　00130-5-94804
印刷所　株式会社エーヴィスシステムズ

乱丁・落丁本はお取り替えいたします。

ISBN978-4-8127-0243-7